O CUIDAR EM ONCOLOGIA

FUNDAÇÃO EDITORA DA UNESP

Presidente do Conselho Curador
Marcos Macari

Diretor-Presidente
José Castilho Marques Neto

Editor Executivo
Jézio Hernani Bomfim Gutierre

Conselho Editorial Acadêmico
Antonio Celso Ferreira
Cláudio Antonio Rabello Coelho
Elizabeth Berwerth Stucchi
Kester Carrara
Maria do Rosário Longo Mortatti
Maria Encarnação Beltrão Sposito
Maria Heloísa Martins Dias
Mario Fernando Bolognesi
Paulo José Brando Santilli
Roberto André Kraenkel

Editores Assistentes
Anderson Nobara
Denise Katchuian Dognini
Dida Bessana

REGINA CÉLIA POPIM
MAGALI ROSEIRA BOEMER

O CUIDAR EM ONCOLOGIA
DIRETRIZES E PERSPECTIVAS

© 2006 Editora UNESP

Direitos de publicação reservados à:
Fundação Editora da UNESP (FEU)
Praça da Sé, 108
01001-900 – São Paulo – SP
Tel.: (0xx11) 3242-7171
Fax: (0xx11) 3242-7172
www.editoraunesp.com.br
feu@editora.unesp.br

CIP – Brasil. Catalogação na fonte
Sindicato Nacional dos Editores de Livros, RJ

P864c
Popim, Regina Célia
    O cuidar em oncologia: diretrizes e perspectivas / Regina Célia Popim, Magali Roseira Boener. - São Paulo: Editora UNESP, 2006

    Inclui bibliografia
    ISBN 85-7139-680-9

    1. Oncologia.   2. Enfermeiros e pacientes.   3. Câncer - Pacientes - Cuidado e tratamento.   4. Câncer - Pacientes - Assistência hospitalar.   5. Cuidados primários (Medicina).   I. Boemer, Magali R. (Magali Roseira).   II. Título.

06-3580.   CDD 610.7398
                                                                      CDU 616-006-083

Este livro é publicado pelo projeto *Edição de Textos de Docentes e Pós-Graduados da UNESP* – Pró-Reitoria de Pós-Graduação da UNESP (PROPG) / Fundação Editora da UNESP (FEU)

Editora afiliada:

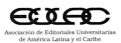
Asociación de Editoriales Universitarias de América Latina y el Caribe

Associação Brasileira de Editoras Universitárias

*Às enfermeiras do Hospital do Câncer,
anônimas figuras, que enriquecem com suas
vidas os relatos aqui contidos.*

Este livro é baseado na tese de doutoramento de
Regina Célia Popim, sob orientação de Magali Roseira Boemer.

Durante a tese recebeu o apoio financeiro da CAPES
(Capacitação e Aperfeiçoamento de Pessoal de Nível Superior)

Sumário

Prefácio   11
Introdução   15

1 O desgaste profissional – questionamento do autor   21
2 As bases da investigação   39
3 A prática em oncologia como campo da investigação   49
4 O dizer das enfermeiras   53
5 A essência do cuidar   89
6 Repensando o cotidiano da oncologia   117

Referências bibliográficas   127

Prefácio

Regina Popim usa, em seu trabalho, o referencial teórico-metodológico da fenomenologia social de Alfred Schütz para compreender melhor a situação vivida, em internação num hospital oncológico, no relacionamento enfermagem, pacientes doentes e seus familiares. É uma abordagem nova e original, que faz refletir o trabalho da enfermagem como uma atividade social que se volta para o sujeito como pessoa situada num contexto social.

Uma investigação séria e científica do conhecimento deve satisfazer ao princípio da ausência de pressupostos. Para tanto, Schütz segue os passos recomendados por Husserl, fundador da fenomenologia contemporânea, aqui aplicados por Regina Popim, ou seja, a tentativa de "regressar, radical e conseqüentemente, das categorias respectivas das objetividades aos modos de consciência que lhe pertencem, aos atos subjetivos, estruturas de atos, fundamentos de vivência, em que estas objetividades são conscientes e chegam a alcançar uma doação evidente" (Husserl, 1962, p.28).

Regina Popim foi ao fenômeno, tal como ele se mostrou de si mesmo, do câncer vivido por adultos em situação de internação hospitalar, "suspendendo" todo juízo *a priori* ou tomada de posição de tudo aquilo que seria dado como "natural" nesta situação. Esta suspensão ou "*époché*" não significa ficar numa passividade face ao dado pois, na verdade, estamos sempre engajados num sistema de julgamentos, de tomadas de posição, de conhecimentos já adquiridos, de vivências já experimentadas no contexto em que estamos inseridos. O esforço da suspensão consiste numa atitude que permita nos fornecer os meios para que os "fenômenos se mostrem e falem de si mesmos", ou seja, que realizemos o esforço de nos voltar para "as coisas nelas mesmas", para que "a coisa me seja dada em pessoa", isto é, como presença imediata dela mesma face a nossa consciência. Esta correlação indissociável do pólo sujeito (*noesis*) e do pólo objeto (*noema*), permitiu a Regina descrever, compreender e analisar a experiência da enfermagem no ato de "cuidar" do indivíduo portador de câncer em situação de internação hospitalar.

Foi possível à Regina, fundamentando-se nas teorias de Schütz, verificar que esta relação se dá numa dimensão social, fundante, de tipo face à face, sem descartar a dimensão anônima presente nas relações sociais. Foi possível ainda à autora encontrar e analisar o núcleo invariante e essencial das falas, agrupado em categorias emergentes daquelas situações vividas. Pode-se dizer que Regina Popim, à luz da fenomenologia de Alfred Schütz, caracterizou sua pesquisa como um retorno à subjetividade, considerada como o último fundamento das formações objetivas de sentido e de classificação de todos os problemas de validade.

Sabe-se que Alfred Schütz, procurando justificar o fundamento da sociologia compreensiva, embora influenciado por M. Weber, dele se distanciou ao encontrar, na filosofia de E. Husserl, as bases para a sua investigação. É assim que Schütz, consciente da tese radical de Husserl acerca das ciências, dá os mesmos passos que seu mestre: as ciências empíricas, que são contingentes, fundam-se em ciências eidéticas que não são contingentes, ou seja, na matemática. Quando não o conseguem, significa que não alcançaram ainda o modelo da ciência, que é o da física matemática, não podendo, por conseguinte, terem o *status* de universais. As ciências eidéticas formais da matemática, em seus *eidos*, pressupõem, por sua vez, seu correlato, que é o da consciência intencional, ou seja, da subjetividade. Assim, para encontrar a fundamentação da sociologia compreensiva, Schütz desenvolve seus estudos sobre as relações e mudanças sociais como ação social subjetiva intencional, assentada na base da relação face à face, fundamento último da intersubjetividade.

O mundo científico, visto como "obra espiritual do homem", conforme dissera Husserl, tem o seu interesse teórico sobre os homens como pessoas, sujeitos que vivem sua vida buscando realização de fins e projetos, de obras socioculturais. Por isto a vida pessoal não é só minha, ela é "nossa", ela toma uma "forma comunitária". É por isso que Regina Popim mostra que o trabalho de "cuidar" em enfermagem não é só o de "cuidar" de pessoas individuais. Trata-se de um trabalho social, um trabalho comunitário que envolve enfermagem, indivíduos adultos portadores de câncer (objeto da sua pesquisa) e seus familiares no contexto médico-hospitalar da internação.

O trabalho de Regina Popim insere-se no contexto do que vem sendo desenvolvido pelo grupo de enfermagem – instituído no Rio de Janeiro, coordenado pela professora Florence Tocantins – que pesquisa Saúde Coletiva e Saúde Pública, a partir da fenomenologia de Alfred Schütz, tendo como enfoque na linha de pesquisa o tema *Enfermagem e Sociedade*, ou ainda "o agir humano no mundo da vida".

A produção científica da enfermagem, a partir do método fenomenológico de Alfred Schütz, vem sendo divulgada pelo Centro de Estudos sobre Schütz, na Flórida, Estados Unidos, dirigido pelo Professor Lester Embree, com a colaboração dos Arquivos Schütz em Konstanz (Alemanha) e do Waseda (no Japão). Pode-se encontrar no *site* todos os trabalhos publicados no mundo sobre Schütz, incluindo os da enfermagem. O acesso é feito pelo e-mail embree@fau.edu ou ainda "idrabinski@fau.edu". Certamente, em breve, aí estará incluído o trabalho de Regina Popim.

Creusa Capalbo
Doutora em Filosofia pela
Universidade de Louvain (Bélgica)

INTRODUÇÃO

Encaminhamento ao tema

Desde o início de minha trajetória profissional, no Curso de Graduação em Enfermagem, venho me defrontando com situações dolorosas no cotidiano do hospital, relacionadas ao ato de cuidar. Essas situações sempre se constituíram em fontes de inquietação, levando-me à interrogações e investigações sobre o assunto (Popim e Barbieri, 1990 e Barbieri e Popim, 1992).

Pude experienciar, no cotidiano da Clínica Obstétrica, o acompanhamento de mulheres puérperas, cujos filhos foram natimortos. O momento era sempre entremeado de silêncio, levando-me a fazer uma interrogação acerca da temática que envolve o processo de vida e morte: *o que significa cuidar de uma mãe que perde seu filho ao final da gestação aos olhos de quem cuida dela?* Realizei, então, um estudo, compartilhado com outra aluna do Curso abordando esta questão (Barbieri e Popim, 1992). O foco era contemplar a percepção do cuidador, podendo evidenciar que é um cuidado difícil, uma vez que é permeado pela falta de preparo para lidar com situações de morte, o que levava o funcionário a afastar-se da mãe por não saber o que dizer. Instalou-se em mim a preocupação em despertar no profissional tanto a possibilidade do uso do seu "eu" para compartilhar com a mãe essa situação como a percepção de que o silêncio também é uma forma de linguagem, um modo de *estar-com*, um modo de expressar o sentimento da dor e da tristeza diante do fenômeno da morte.

O tempo seguiu seu curso e, decorridos alguns anos, ingressei no Curso de Mestrado da Escola de Enfermagem de Ribeirão Preto – USP, e pude participar, como docente da graduação convidada, da disciplina *Fundamentos de Enfermagem*, junto à Unidade então denominada "O homem como ser-no-mundo". Esta Unidade tinha o objetivo de resgatar o conceito de homem em sua essência, ou seja, em sua humanidade, em seu existir no mundo, relacionando-se com outros homens. O objetivo principal do curso era possibilitar ao aluno a oportunidade de conhecer e compreender o homem (de quem iria cuidar) numa dimensão maior que o universo hospitalar e da doença (Boemer *et al*, 1992). A abordagem dessa idéia, através de uma estratégia de ensino voltada para a exposição dialogada, leitura e discussão de textos, possibilitava uma fecunda inquietação nos alunos no que se refere à uma nova maneira de ver e entender o homem e, portanto, a si mesmos. A visão do homem a quem iriam prestar assistência tornava-se mais humanizada à medida que este homem deixava de ser apenas o paciente: ele passava a ser visto em seu mundo cotidiano e compreendido dentro do contexto no qual se encontrava. O *estar-com* começava a ser compreendido com toda a sua conotação dialética de amor e ódio, proximidade e afastamento, zelo e negligência, possibilitando a solicitude em todas as suas formas. Ao se perceberem como humanos, os alunos atentavam para a condição humana de todos, ampliando sua compreensão de que o doente, em seu *estar-doente*, apresenta ambigüidades, requer cuidados, atenção, vínculos com as pessoas que dele cuidam.

Essas experiências possibilitaram que eu me percebesse em meu "ser-no-mundo" com os outros e questionasse o meu "redor". Naquele momento, trabalhando em oncologia e movida pela perplexidade diante dos doentes com diagnóstico de câncer, os quais necessitam de quimioterapia, e já com algum conhecimento da metodologia qualitativa de pesquisa – a modalidade fenomenológica –, desenvolvi a dissertação de mestrado[*]. Neste estudo, diante da

---

[*] *O tratamento quimioterápico: o que é isto? – uma investigação fenomenológica.* Dissertação desenvolvida segundo a modalidade fenomenológica existencial, apresentada à EERP/USP, 1994.

interrogação *O que é o tratamento quimioterápico?*, passei a questionar a quimioterapia como fenômeno e, nessa trajetória, procurei desvelar, através da análise dos relatos das pessoas doentes, como este tratamento se mostra, em sua essência, aos olhos de quem a ele se submete (Popim e Boemer, 1999).

A análise dessas falas, sob uma perspectiva da enfermagem e da metodologia de investigação fenomenológica, permitiu-me a leitura dos significados atribuídos pelos doentes a esse tratamento, apontando para a sua essência, tal como ele é vivido por eles mesmos. A longa trajetória por eles vivenciada foi descrita e analisada nesse estudo, revelando várias facetas desse percurso.

Considerando que o tratamento é longo, distribuído em ciclos, e que demanda muitas internações, os profissionais de saúde que freqüentam o 'mundo' do hospital passam a fazer parte do 'mundo' dos doentes e, assim, estão muito presentes em sua trajetória. Nesse sentido, a relação entre o profissional de saúde e o paciente pode-se constituir numa inter-relação que transcende o saber técnico-científico, gerando vínculos de natureza pessoal, afetiva.

De acordo com os relatos, os doentes reconhecem a importância do saber técnico-científico que esses profissionais possuem, mas alertam para o fato de que esse saber não deve se constituir numa barreira para o *ser-com*, em solicitude. Manifestam gratidão quando são contemplados com consideração e zelo pelo profissional da saúde em relação ao seu "ser-no-mundo", permitindo que seu modo de ser seja preservado e respeitado, ao mesmo tempo em que são utilizados os recursos terapêuticos na tentativa de trazê-los de volta à perspectiva de vida sem a doença.

Habitar o mundo do hospital, coexistir com o paciente em quimioterapia para a implementação do tratamento é, sem dúvida, uma caminhada difícil. A enfermagem está necessariamente ligada a esta coexistência, ora no planejamento, ora no gerenciamento da assistência de enfermagem ou no ato direto de cuidar. É ao paciente que suas ações assistenciais se dirigem.

Os doentes revelaram ainda que, como sua situação (de doente) é factual e a do profissional de saúde, opcional, esperam dele uma postura de compreensão, de interação, que implica na gênese e fortalecimento de um vínculo, de uma disponibilidade pessoal ao outro.

A realização desse estudo sobre o significado do tratamento quimioterápico contribuiu para desvelar facetas importantes no que tange à assistência de enfermagem em quimioterapia. A mim reafirmou que, para se planejar ou prestar uma assistência de enfermagem a um paciente em quimioterapia, há de se passar, necessariamente, por uma filosofia de assistência que o contemple em sua dimensão existencial. O tratamento de determinada afecção pode ser impessoal, mas o cuidado com a pessoa em seu "estar-doente" é, indubitavelmente, pessoal e empático.

Após concluir o mestrado, continuei atuando na área de enfermagem oncológica, agora com novos fundamentos e novas bases para o cuidado. Dessa convivência, passei a direcionar minha atenção ao inter-relacionamento paciente-profissional, olhando atentamente para o papel do cuidador nesse contexto, uma vez que, sendo um deles, percebo-me como humano e sofro num cotidiano que, embora seja de minha escolha, por muitas vezes se me apresenta doloroso, pois as situações de perdas e mortes são muito presentes.

Trabalho em oncologia há oito anos, sendo que nos últimos cinco, exercendo atividades em um ambulatório de onco-hematologia. Durante todo esse tempo, pude perceber que o trabalho dos profissionais de enfermagem em oncologia vai além da sua assistência técnico-científica ao doente. Ele se dá, fundamentalmente, em uma coexistência de pessoas – entre pacientes, familiares, profissionais de saúde e funcionários administrativos. Entretanto, é na relação entre o enfermeiro e a pessoa doente que direciono minha atenção neste momento.

Na prática cotidiana tenho me relacionado com o paciente, atentando para o fato de ele ser, antes de tudo, uma pessoa, respeitando-o em sua doença e recorrendo à empatia como base para nossa inter-relação. Ainda que de forma não planejada, procuro estar consciente de minhas limitações como pessoa prestadora de cuidados, e

O CUIDAR EM ONCOLOGIA **19**

zelar pelo meu 'eu' cuidador, procurando atender às minhas necessidades pessoais.[1]

Porém, mesmo com essa maneira de vivenciar a enfermagem oncológica, por inúmeras vezes sinto-me absolutamente sem forças físicas, com minha mente exausta e percebo um estreitamento em meu horizonte de possibilidades no que se refere à afetividade, levando-me, muitas vezes, a um grau de angústia existencial. Penso que, como seres humanos, nós profissionais também temos nossas crenças, medos, experiências, enfim, nossa vida pessoal e o que nos é requerido pelas pessoas doentes no ato de cuidar é uma disposição pessoal, num movimento de doação que vai além de nosso conhecimento técnico-científico (Popim e Boemer,1999).

Refletindo sobre esta condição, percebo-me como uma enfermeira adequadamente inserida no contexto assistencial, recebo elogios freqüentes dos doentes, dos familiares, dos membros da equipe. Satisfaço aos interesses da instituição, dos doentes e familiares, mas nem sempre posso dizer que estou bem. Gosto do que faço, trabalho em condições favoráveis (ambientais e materiais) e não gostaria de mudar de atividade. Acredito no tratamento quimioterápico e, sobretudo, no trabalho da enfermeira oncológica junto ao doente, como membro efetivo da equipe. Por que, então, sinto-me assim? O que há de errado? O que está oculto, velado, nesse cotidiano de trabalho?

Nessa conjuntura, ora mais clara, ora mais obscura, voltei minha atenção, como já disse, aos outros profissionais que também prestam assistência ao doente oncológico. Cheguei a relatar minha percepção a alguns enfermeiros da área, dos quais ouvi:

> *– A oncologia é difícil, eu não quero me aposentar aqui...*
> *– Viu a dona M? A doença já está no fígado...*

---

1 Sempre trabalhei em um único emprego de seis horas diárias e reservo momentos que contemplem atividades de lazer, como leituras, assistir a *shows*, peças teatrais, filmes e, na medida do possível, realizar viagens. Também tenho procurado manter-me atualizada no que tange ao conhecimento técnico-científico, o que tem me possibilitado segurança e tranqüilidade no trato com os doentes, além de ajudá-los no processo de tomada de uma decisão.

– Eu nem gosto de olhar nosso arquivo morto, tanta gente...
– Também temos nossas alegrias...
– Nunca li nada, mas acho que nós, da oncologia, vivemos menos...

Refletindo sobre algumas destas questões, parti de minha atuação como enfermeira dentro deste contexto e, principalmente, da minha convivência no 'mundo' hospitalar com doentes oncológicos para iniciar uma busca na literatura, na tentativa de encontrar subsídios para melhor entender esse cotidiano, numa perspectiva dos profissionais de saúde, em especial dos enfermeiros.

A seguir passo a discorrer sobre alguns autores que tratam desse tema, analisando as situações que implicam sofrimento para a equipe de saúde.

1
O DESGASTE PROFISSIONAL — QUESTIONAMENTO DO AUTOR

Dois principais interlocutores dos estudos do processo de trabalho e condições de desgaste do trabalhador, Laurell e Noriega (1989), docentes-investigadores em medicina social da Universidade Autônoma do México — Xoximilco, em parceria com o "Sindicato Mineiro", desenvolveram um referencial teórico-metodológico-operacional para o estudo do processo saúde-doença dos trabalhadores de uma siderurgia mexicana. Nesse estudo, demonstram, de forma hierarquizada, a articulação entre trabalho e saúde numa sociedade capitalista. Esclarecem que as dimensões do desgaste permitem especificar as formas sob as quais vão se consumindo o corpo e a mente dos trabalhadores; estas seriam resultado das características específicas da estratégia de extração da mais-valia, a qual se baseia, fundamentalmente, em mecanismos que permitem utilizar a força de trabalho de tal maneira que se maximize o trabalho efetivamente realizado (Laurell e Noriega,1989, p.308). Uma outra dimensão interligada ao processo do desgaste refere-se aos acidentes registrados: há diferenças em função da natureza da atividade exercida e do tipo específico de processo de trabalho. Dessa maneira, um trabalhador da manutenção tem, em geral, um risco maior de acidentes, questão essa estreitamente relacionada à maneira como está organizado e dividido o trabalho (Laurell e Noriega, 1989, p.316). Ainda outra dimensão estudada foi a "rotatividade-expulsão" dos trabalhadores da empresa, através da qual se buscava analisar os efeitos específicos do desgaste em termos de duração da vida ativa do trabalhador. O resultado obtido mostra, por um lado, como o desgaste restringe o tempo real do trabalho e, por outro, relaciona os efeitos incapacitantes de determinado tipo de desgaste com a natureza do trabalho. Estes autores advertem que o desgaste é produzido socialmente e a luta para revertê-lo e imprimir-lhe características menos destrutivas não é individual – deve ser empreendida pelo médico e seu paciente, no caso do ambiente hospitalar –, mas uma luta da coletividade dos trabalhadores, para retomarem o controle sobre as suas próprias vidas (Laurell e Noriega,1989, p.320).

Dejours (1998), estudioso em medicina do trabalho e em psiquiatria e psicanálise na França, aborda a organização do trabalho com enfoque em sua psicodinâmica, evidenciando alguns de seus aspectos funcionais ligados à produtividade como o medo, a ansiedade e a insatisfação dos operários, demonstrando que estes elaboram estratégias defensivas para que o sofrimento não seja imediatamente identificável. Esse autor esclarece que o indivíduo estabelece uma relação dialética com o objeto de trabalho e, ao fazer isso, atribui-lhe conteúdos significativos. Essa dialética é realizada através de significações concretas e simbólicas e a troca depende da vida interior do sujeito, isto é, do que ele é, do que viveu, de sua história de vida. Assim, para cada trabalhador, esta dialética com o objeto é específica e única. Segundo este autor, o sofrimento inicia-se quando a evolução da relação significativa com o objeto de trabalho é bloqueada (Dejours,1998, p.49-50).

Silva (1996), em estudo de doutoramento em um Hospital Escola na cidade de São Paulo, busca compreender, sob a ótica de enfermeira, o processo saúde-doença vivenciado pelos trabalhadores de enfermagem no desempenho de sua atividade. Fundamentada no materialismo histórico dialético, objetivando reproduzir o estudo de Laurell & Noriega, propõe-se a conhecer e evidenciar que a relação de determinação trabalho-saúde, comprovada por esses autores no setor secundário da produção (minas de carvão), também se manifesta, com as suas especificidades, no âmbito do setor terciário da economia, particularmente nos trabalhadores de enfermagem de um Hospital Universitário. Na divisão social e técnica, o enfermeiro, em menor número na composição da força de trabalho e ao mesmo tempo o mais qualificado, assume o trabalho intelectual e, conseqüentemente, a posição privilegiada no topo da pirâmide hierárquica. As outras categorias de enfermagem, em maior número com exceção do técnico, assumem o trabalho manual e compõem a base da pirâmide. O estudo explorou para a análise a morbidade referida pelos funcionários e aquela registrada nos prontuários médicos referentes aos acidentes de trabalho, o que permitiu a apreensão do processo de desgaste do trabalhador.

A autora conclui que o processo de trabalho em enfermagem é dividido, desarticulado, rotinizado, o que tolhe a autonomia e a criatividade dos trabalhadores. O desgaste é diferenciado segundo a inserção dos trabalhadores nas diversas categorias. Finaliza seu estudo sugerindo investigações que contemplem as várias formas de desgaste nos diferentes processos de trabalho de enfermagem.

Pitta (1990), médica com atuação na área de saúde mental, realizou estudo com trabalhadores de hospital geral na cidade de São Paulo, buscando estabelecer associações entre características do processo de trabalho e o sofrimento psíquico do trabalhador. Essa autora refere-se ao hospital como um espaço mítico, onde as exigências psicológicas do paciente e família vão além do simples cuidado físico, verificações dos sinais vitais e aplicações das terapêuticas. Segundo a autora, exigem também a disposição, o sorriso, a atenção, a bondade, o calor humano e o conhecimento técnico. A relação de generosidade dos que tratam *versus* gratidão dos tratados e suas famílias constitui-se numa troca simbólica que se materializa e se modifica através dos tempos. Segundo Pitta, a atividade de lidar com dor, doença e morte tem sido identificada como insalubre, penosa e difícil para todos.

Assim, a dor, a doença e a morte foram interditadas, num pacto de costumes, aprisionadas e privatizadas no espaço hospitalar sob novos códigos e formas de relação. Socialmente, cabe aos que trabalham no cotidiano hospitalar produzir uma "homeostasia" entre a vida e morte, saúde e doença, cura e óbito, a qual tende a transcender suas impossibilidades pessoais de administrar o trágico. Por cumplicidade, caberá também ao enfermo comportar-se com elegância e discrição, de modo a fazer com que a dura tarefa seja mais suave para ele e para quem o assiste. A sobrecarga mental, acrescida da carga física, é geradora de alterações afetivas, desencadeando fenômenos de ordem psicológica, psicossociológica e ainda neurofisiológica. É crescente o número de publicações referentes a agravos psíquicos, medicalização e suicídios de médicos, enfermeiros e parteiros de hospitais (Pitta, 1990).

O estudo de dois psicólogos norte-americanos, enfocando o contexto cultural da morte na instituição hospitalar, esclarece que, em muitas situações, a enfermeira é a pessoa que mais toca, com suas mãos, a pessoa doente. Ela é quem está mais próxima, hora após hora. Apesar disso, há cerceamentos substanciais em relação a sua postura de estar com o doente, de forma autêntica, na seqüência agoniamorte. Uma fonte importante desse cerceamento origina-se de seu papel subordinado ao sistema de *status* profissional: ao médico cabem as decisões cruciais; a enfermeira é obrigada a executar e implementar essas decisões, independentemente de suas opiniões e preferências (Kastenbaum e Aisemberg, 1993, p.182). Ziegler (1977) também aborda esse aspecto ao se referir à ausência de autonomia das enfermeiras num contexto hospitalar, lembrando que elas são conscientes de sua impotência, perante à equipe, quando se está em discussão uma situação de limite vida e morte de um doente. O autor lembra que perceber essa impotência e ter que administrar terapêuticas prescritas pelos médicos gera sofrimento para as enfermeiras. Sugestivamente, o capítulo de sua obra onde aborda esse tema é denominado "A guerrilha das enfermeiras" (Ziegler, 1977, p.195).

Santos (1996), psicóloga junto ao Núcleo de Estudos em Saúde Coletiva da Universidade Federal do Rio de Janeiro, realizou uma pesquisa num hospital geral da zona oeste da cidade do Rio de Janeiro com a finalidade de buscar as formas de resistência dos trabalhadores inseridos na organização hospitalar, em especial os auxiliares de enfermagem, sob o prisma da psicodinâmica do trabalho e da ergonomia contemporânea. Segundo seu estudo, a visibilidade do sofrimento dos trabalhadores em saúde ocorre de sua associação aos acidentes de trabalho, sendo bastante recente a preocupação com o estudo das relações entre organização do trabalho e sofrimento psíquico do trabalhador. Revela também que o trabalho coletivo nas enfermarias ocorre de forma fragmentada, parcelar, tanto o de nível técnico quanto o social, e evidencia áreas de conflito entre os diversos grupos profissionais pelas atribuições superpostas; mostra, ainda, ausência de espaços sistemáticos de discussão sobre o trabalho, sejam formais ou informais. A irracionalidade e impessoalidade das rotinas é uma queixa generalizada entre os funcionários. No entanto, quando o auxiliar encontra espaço para a iniciativa de identificar urgências, sugerir procedimentos ou detectar erros durante a realização de uma tarefa, assumindo, dessa forma, uma participação mais ativa, ele se sente gratificado e o trabalho mostra-se a ele como fonte de prazer.

A autora evidencia ainda que a fé religiosa é uma fonte de conforto para este segmento de trabalhadores, favorecendo o aparecimento de mecanismos de defesa, tanto de sublimação como de alienação, para fazer frente aos limites da organização. Prosseguindo, sugere que haja participação de todos os que prestam assistência ao paciente em reuniões formais ou informais durante a jornada de trabalho, além do estabelecimento de pausas e locais de descanso para a enfermagem, redistribuição igualitária dos espaços entre os diversos grupos profissionais, mudanças nos mecanismos de qualificação e mobilidade funcional e a reabertura do Núcleo de Saúde do Trabalhador, considerando-se a sobrecarga nos aspectos físico, cognitivo e psíquico (Santos, 1996).

Antunes e Sant'Anna (1996), enfermeiros, realizaram um estudo num hospital geral na cidade de Uberlândia, buscando evidenciar o grau de satisfação/motivação do profissional enfermeiro que ali trabalha. Os autores partem do princípio que o equilíbrio interno de um sistema como o hospital está relacionado ao grau de satisfação/motivação das pessoas que ali trabalham. Entendem por satisfação o estado em que o trabalhador se sente contente no contexto do trabalho e motivação o estado em que o trabalhador sente-se com disposição ou vontade para trabalhar produtivamente. Utilizam o estudo de Herzberg intitulado *Teoria dos dois fatores*, para embasamento teórico do seu estudo. Essa teoria considera que satisfação/ motivação dependem de fatores extrínsecos – boa administração da chefia, boa supervisão, boas condições ambientais e materiais, bom relacionamento interpessoal, bom salário – e fatores intrínsecos ou motivacionais, os quais se referem ao estímulo e desafio, realização profissional, reconhecimento pelo trabalho realizado, exigência de responsabilidade, chances de crescimento e progresso. Concluem o estudo revelando que uma pequena parte dos enfermeiros (36%) sente-se satisfeita e motivada, pronta para o bom desempenho, enquanto que a grande maioria precisa ter seu trabalho enriquecido, aumentando-se a amplitude e o desafio do cargo, fazendo com que seu trabalho seja produtivo, alcançando a realização e o crescimento profissional. A maioria dos fatores extrínsecos foi considerada presente pelos que se sentem satisfeitos e ausente pelos insatisfeitos; a maioria dos fatores motivacionais foi considerada presente pelos que se sentem motivados e ausente pelos que se encontram desmotivados.

Shimizu e Ciampione (1999), enfermeiras docentes e coordenadoras de trabalho em UTI, preocupadas em explicar e compreender as representações sociais das enfermeiras acerca do trabalho em UTI e os modos de expressão do sofrimento e do prazer a ele ligados, realizaram um estudo qualitativo – modalidade estudo de caso – em um hospital escola da cidade de São Paulo. O objetivo era reconstruir o significado singular e coletivo atribuído ao contato dos trabalhadores com a tarefa de cuidar. Para tanto, realizaram entrevistas individuais com as participantes, buscando, num primeiro momento, a história de vida de cada um. Num segundo momento, buscaram as representações dadas pelas enfermeiras sobre cargas psíquicas enfrentadas no cotidiano de trabalho e concluíram que as representações acerca de suas histórias de vida levaram à sua busca pela profissão de enfermagem. Em relação ao fato de ser enfermeira da UTI, o cuidado direto lhes confere prazer; entretanto como a supervisão as priva desse cuidado direto, nem sempre esse prazer pode ser concretizado.

Em relação à carga psíquica, as autoras mencionadas observaram que a morte gera um clima de tensão, principalmente quando o paciente é jovem ou criança, podendo levar a enfermeira à internalização de sentimentos persecutórios, sem que haja um perseguidor concreto. Os familiares projetam na enfermeira suas angústias, seus sentimentos de solidão e medo da morte da pessoa querida. No que se refere à instituição e ao grupo de trabalho, a enfermeira reconhece que esse local possibilita aprendizagem contínua, oferecendo autonomia profissional em relação a outros profissionais. Concluem reconhecendo que, em qualquer modo de produção realizada pelo homem, há uma transferência de subjetividade ao produto e que a enfermeira traz consigo várias representações; o gerenciamento realizado por ela deve privilegiar o aspecto humano, criando um espaço onde possa ser discutida a dinâmica intra e intergrupal.

Segundo Leininger (1980), no ato de cuidar está contido um agir *para*, ter afeição *por*, assistir *a*, preocupar-se *com*, ter consideração *por* alguém. Em outro estudo, essa autora ressalta que são poucas as investigações sistemáticas e rigorosas relacionadas à natureza do fenômeno cuidar, apesar de as enfermeiras atuarem, em sua grande maioria, em atividades de cuidar em contraposição ao curar na prática da enfermagem.

Em estudo recente, realizado na cidade de Ribeirão Preto, Corrêa (2000), embora não enfoque o desgaste profissional, atenta para a humanização do cuidador na prática da UTI. Para essa autora, o enfermeiro é um instrumento do cuidar, no sentido técnico de "ser útil a"; entretanto, para um cuidar do outro de forma autêntica, há de se preservar a condição ontológica de *ser-com* do profissional enfermeiro durante toda a sua formação de cuidador.

Lunardi Filho (1995), ao realizar um estudo exploratório em um hospital universitário no estado do Rio Grande do Sul, procurou identificar quais fatores têm implicações na gênese do prazer e sofrimento no trabalho, segundo a opinião de enfermeiros e auxiliares de enfermagem. Analisando as falas desses profissionais, e baseando-se no pensamento de Christophe Dejours, conclui que o prazer e o sofrimento no trabalho originam-se em três diferentes "esferas": no trabalho em si, na sua organização e nas condições em que ele se dá.

No trabalho em si, o sofrimento está presente por ser um trabalho hospitalar e, na maioria das vezes, desenvolve-se frente a situações críticas pelas quais passa o ser humano, como doença, sofrimento e morte. Porém, por outro lado, esse trabalho é percebido como extremamente prazeroso quando permite, durante o ato de cuidar, o contato direto com o doente, expressando-se numa relação de ajuda para com os semelhantes. O autor ressalta que o prazer em ajudar tem suas origens na concepção da enfermagem como uma profissão sublime, grandiosa e nobre (Lunardi Filho, 1995).

No que se refere à organização do trabalho em enfermagem, Lunardi Filho (1995) afirma que essa organização já se encontra determinada, prescrita, restando ao trabalhador realizar tarefas, o que pode provocar sentimentos de apreensão, medo, angústia, raiva e impotência, elementos, portanto, tributários do sofrimento no trabalho, principalmente se essa organização é percebida como autoritária e autocrática. Reajustar essa organização prescrita implica, muitas vezes, em que o trabalhador tenha que violentar as regras, colocar-se na ilegalidade e, dessa maneira, assumir riscos. O trabalho de enfermagem tem uma característica de continuidade, organiza-se em forma de plantões distribuídos ao longo de finais de semana e feriados; acrescem-se os baixos salários e a preocupação em manusear e conservar os instrumentais e instalações, o que intensifica os sentimentos de sofrimento desses trabalhadores. Segundo o autor, é necessário abrir espaços nos quais as opiniões possam ser discutidas nos diferentes níveis da hierarquia do trabalho, de forma a transformar o sofrimento em iniciativa e em mobilização criativa (Lunardi Filho, 1995).

Referente à esfera das condições de trabalho, este autor diz, ainda, que a insuficiência dos meios materiais e instrumentais requeridos para o trabalho, seja em qualidade como em quantidade, é percebida, principalmente pelas enfermeiras, como um dos maiores motivos de sofrimento no trabalho. O drama do sofrimento localiza-se também no descaso, no não-reconhecimento das dificuldades experimentadas pelos membros da equipe e interliga-se também a exposições ocasionais a agentes físicos, químicos, biológicos e mecânicos, muitas vezes presentes no ambiente hospitalar. Segundo o autor, os profissionais da área hospitalar, ao dedicarem suas atividades para a recuperação da saúde de outrem, numa organização cuja principal finalidade destina-se à saúde física e emocional das pessoas, paradoxalmente correm o risco de se tornarem doentes ao trabalharem sem as condições de proteção necessárias. Assim, sugere uma administração que privilegie o emergir do aspecto humano do trabalhador para que possa haver prazer no trabalho. O sentimento de prazer constitui-se fator de proteção à saúde psíquica dos trabalhadores de enfermagem, considerando que situações anti-sublimatórias poderão levar ao sofrimento e, em alguns casos, ao padecimento físico (Lunardi Filho, 1995).

Bianchi (1990) propôs-se a identificar os estressores existentes no trabalho do enfermeiro num centro cirúrgico de um hospital geral público de grande porte na cidade de São Paulo, e localizou-os na esfera administrativa, no ambiente físico, no relacionamento com a equipe, na assistência prestada ao doente e na própria vida do indivíduo. Os estressores são diversificados e dependem da avaliação individual feita pelos enfermeiros diante de cada evento. Um enfermeiro, por exemplo, pode avaliar um evento como um fator estressante ao percebê-lo como uma ameaça para si e, dessa forma, mobilizar hormônios e gastar energia para enfrentá-lo; outro, pode vivenciar o mesmo evento sem percebê-lo como ameaçador, passando por ele de forma tranqüila. Assim, a avaliação feita por cada um é de fundamental importância para o enfrentamento dos estressores e ela é inerente ao seu autoconhecimento, sua história de vida, suas experiências, sua personalidade. Esta mesma autora adverte que em uma instituição, tanto a pessoa como a organização são responsáveis pelo equilíbrio desses fatores e, conseqüentemente, pela diminuição do estresse (Bianchi,1990).

Em estudo posterior, Bianchi (1996) demonstra que o estresse tem sido alvo de vários estudos, porém, tem havido transformações no referencial teórico, possibilitando uma passagem do conceito biológico para o psicológico, chegando ao modelo interacionista. Relata ainda que o enfermeiro refere-se ao estresse voltado para a esfera biológica, isto é, contemplando o desgaste físico; já as ocorrências de doenças são direcionadas para a esfera biopsicossocial. Estes dados são compatíveis com a literatura, diz esta autora, revelando a necessidade de realizarem-se estudos e cursos para proporcionar maior entendimento sobre o estresse e as formas de enfrentá-lo.

Chaves (1994), em um hospital geral de médio porte, de gestão filantrópica, na cidade de São Paulo, busca entender o estresse e o trabalho do enfermeiro de acordo com a influência de características individuais e tolerância no período noturno. Para compreender o cotidiano dos enfermeiros, utiliza o Modelo interacionista de *Lázarus*, o qual considera que um indivíduo, diante de uma situação de ameaça, realiza uma *primeira avaliação* e esta é de natureza afetivo-cognitiva, ocorrendo involuntariamente; em seguida, e imediatamente, ocorre uma *segunda avaliação*, na qual o indivíduo projeta uma conduta diante da situação a ser enfrentada. Este momento é mais que um exercício intelectual, é um processo complexo no qual há a escolha do que deve ser feito no exercício de enfrentamento e qual ou quais estratégias serão usadas para isso. O enfrentamento da situação, nessa perspectiva, está diretamente relacionado à história de vida da pessoa, sua personalidade, suas experiências, sua idade e também ao seu substrato fisiológico e estado nutricional, uma vez que a reação biológica ao estresse exige o envolvimento de substâncias minerais, água, hormônios etc. Nesta resposta, o indivíduo pode ficar imobilizado diante de muitos conflitos, levando-o ou não a ter uma ação adequada para a situação, dependendo do substrato de cada pessoa (Chaves, 1994).

Essa mesma autora mostra também que o enfermeiro age em seu cotidiano de trabalho mantendo uma relação estatisticamente significante entre o estado de sono atual com o traço de ansiedade e entre o padrão de comportamento para o estresse e a disposição para a atividade desenvolvida. Tem pouca ou nenhuma consciência do estresse que enfrenta e do modo como o enfrenta. Assim, o conhecimento do processo de estresse é imprescindível para o seu enfrentamento adequado, contrariamente, não haverá resolução (Chaves, 1994).

Segundo Lautert (1995), a exposição a fatores do trabalho percebidos como desprazerosos pelo trabalhador o conduz a um desgaste físico e emocional, o qual, num primeiro momento, aparece como um estresse. A exposição continuada a esses fatores, porém, obriga-o a desenvolver determinados mecanismos adaptativos, às vezes eficazes, outras ineficazes, os quais acabam levando ao desenvolvimento de Síndrome de *Burnout*.

O termo *Burnout* foi primeiramente utilizado nos artigos de Herbert Frendenberg, em 1974. Porém, Cristina Maslach e Alaya Pines, psicólogos sociais, foram os divulgadores do termo em 1977, no Congresso Anual da Associação Americana de Psicólogos, redigindo e apresentando diversos artigos sobre a *Burnout* nas profissões de ajuda. Posteriormente, para pesquisa e diagnóstico, Maslach, com ajuda de Susan E. Jackson, propôs o *Maslach Burnout Inventory*, um questionário que mensura as dimensões do *Burnout* (Edelwich & Brodsky, 1980).

Maslach (1982) define a *Burnout* como uma síndrome tridimensional que acomete aqueles profissionais cujas profissões têm relação direta com as pessoas, os quais estão expostos a um estresse crônico. A Síndrome de *Burnout* é caracterizada por três aspectos: desgaste emocional, despersonalização e falta de realização pessoal. Corresponde a uma perda de energia, esgotamento e fadiga da pessoa, a qual pode manifestar-se física ou psiquicamente ou, ainda, como uma combinação entre ambos. Assim, os recursos emocionais vão se deteriorando e as pessoas acometidas sentem que não têm a mesma capacidade de antes. A despersonalização é caracterizada por uma troca negativa nas atitudes e respostas do indivíduo em relação às outras pessoas. O profissional acaba desenvolvendo uma atitude fria e distanciada, entrando num estado de fechamento, de cristalização em relação aos demais.

Outra característica dessa síndrome é o sentimento de incompetência ou falta de realização pessoal. Sentindo-se dessa maneira, o profissional apresenta uma série de respostas negativas consigo mesmo e com sua atividade, típicas da depressão, moral baixa, retraimento pessoal, baixa produtividade, incapacidade para suportar pressões, e da diminuição do interesse pelo trabalho (Maslach,1982).

França (1987) relata que a expressão inglesa *Burnout* é usada para designar 'aquilo que deixou de funcionar por exaustão de energia'. É uma síndrome caracterizada por sintomas e sinais de exaustão física, psíquica e emocional, em decorrência da má adaptação do indivíduo a um trabalho prolongado, altamente estressante e com grande carga tensional, acompanhada de sentimentos de frustração em relação a si e ao trabalho. Sua incidência é alta e predominante entre enfermeiros, médicos e assistentes sociais. Atinge de modo especial aqueles que têm contato direto com pacientes e, principalmente, os que trabalham em serviços de grande potencial estressante, como unidades de terapia intensiva, enfermarias de doentes graves e de cancerosos em fase final, coronarianos e doentes mentais agudos.

Este autor ainda refere que a Síndrome de *Burnout* tem início insidioso, causando sensação de mal-estar indefinido, físico ou mental, de curso progressivo. É decorrente de uma confluência, num determinado tempo e lugar, de vários fatores que podem ser chamados de fatores de risco que, quando ocorrem simultaneamente, podem causá-la. Há fatores próprios da pessoa, como traços da personalidade, e também fatores do ambiente que a predispõem à *Burnout*.

Marquis (1988) ressalta que entre prestadores de cuidados a pacientes terminais, o *Burnout* está relacionado às várias maneiras que levam a pessoa à morte. Experiências clínicas e campos de estudos têm revelado que todas as formas de morte causam um desgaste emocional nos prestadores de cuidados. O autor define este desgaste como: "Uma debilidade e diminuição da energia vital; demanda excessiva; auto-imposição e pressão externa; uso da força, recursos e mecanismos de defesa. É um estado emocional que inclui a sobrecarga de estresse e pode vir a influenciar a motivação, atitudes e comportamentos".

Rabinowitz *et al.* (1996) ressaltam que a enfermagem é uma profissão estressante e que as razões disso incluem sobrecarga de trabalho, necessidade de encontros com o paciente e conflitos do traba-

O CUIDAR EM ONCOLOGIA 33

lho. Segundo estes autores, os fatores estressantes mais freqüentes que podem levar o profissional a desenvolver a síndrome de *Burnout* são: o contato constante com o sofrimento humano, procedimentos com os familiares, sobrecarga de trabalho, outras responsabilidades e conflitos interpessoais. Relatam que há vários meios que podem reduzir o estresse do enfermeiro e prevenir a *Burnout*, incluindo supervisão individual ou em grupo, coordenação de consultas, educação psicológica e estratégias para redução do estresse individual. Citam, ainda, o exemplo de um grupo de apoio psicológico chamado *Balint*, orientado por cuidados médicos primários, no qual seus componentes reúnem-se regularmente e discutem suas experiências. Essas estratégias vêm ocorrendo com sucesso em muitos países como Canadá, Grã-Bretanha, Alemanha e Israel.

Alguns estudos mostram o reconhecimento do desgaste do profissional no ato de cuidar. O trabalho de Kosako (1992), norte-americana, docente do curso de enfermagem, por exemplo, atenta para a necessidade de um suporte emocional para os alunos do curso de enfermagem que vivenciam a assistência a pacientes em quimioterapia, por reconhecer o desgaste emocional do estudante face à sua vida cotidiana no hospital.

A enfermeira Ferreira (1996) busca, em seu estudo de mestrado, evidenciar as emoções presentes no trabalho de enfermagem com o paciente oncológico e de que forma elas têm sido enfrentadas. Os relatos obtidos de enfermeiros revelam que, nesse cotidiano de trabalho, há fatores gratificantes como ver o paciente recuperar-se, ter contato com ele, ajudá-lo, conhecer sobre a doença, ensinar o paciente e funcionários, sentir-se útil; e fatores difíceis, como lidar com o sofrimento do doente, suas inúmeras internações, a impotência diante da doença, a revolta pela sua morte, a falta de conhecimento e de tempo, a sobrecarga de trabalho, a falta de funcionários qualificados etc. Para enfrentar essas situações, as enfermeiras entrevistadas relataram as seguintes sugestões: refreamento do envolvimento excessivo com o paciente, apoio na religião ou em alguma forma de ajuda espiritual e vários passatempos, como leituras, meditações, trabalhos manuais etc. Foi pouco citada a procura por ajuda de outro profissional. A maioria mencionou o choro como paliativo para o sofrimento.

Esta autora alerta, ainda, para o fato de que o trabalho com o paciente oncológico gera inúmeras emoções e, diante delas, o enfermeiro recorre a algumas estratégias para se proteger da ansiedade que essas emoções suscitam. Dentre elas, destaca o distanciamento e a negação dos sentimentos que, muitas vezes, atuam como inibidoras do contato enfermeiro-paciente, lembrando que elas precisam ser revistas para não se tornarem cerceadoras do sentir, mas sim norteadoras do agir do enfermeiro.

Boemer e Valle (1988), em estudo na Unidade de Pediatria de um hospital escola na cidade de Ribeirão Preto, evidenciam, segundo a visão de enfermeiras na assistência à criança com câncer, a insatisfação e o desgaste do profissional no ato de cuidar. Revelam que há percepção pelas enfermeiras de que esse trabalho é difícil, revestido de angústia, dúvidas, receios e preocupações. Muitas vezes lhes é desgastante cumprir uma prescrição médica quando esta não é aprovada por elas; geralmente são prescrições que implicam em procedimentos técnicos invasivos, dolorosos para a criança; entretanto, sentem-se obrigadas a administrar o tratamento prescrito.

Papadatou *et al.* (1994) realizaram um estudo comparando a experiência de 217 enfermeiras oncológicas e 226 enfermeiras generalistas na cidade de Atenas, verificando a presença do grau da Síndrome de *Burnout* nessas profissionais. Com essa finalidade, aplicaram o Inventário de *Burnout* elaborado por Maslach e, após sua análise, verificaram que não havia diferença significativa entre as enfermeiras oncológicas e as generalistas; havia sim uma relação direta entre a história de vida dessas pessoas, a falta de preparo profissional e o aparecimento da exaustão e da despersonalização.

Cohen (1994) realizou um estudo fenomenológico, analisando entrevistas de enfermeiras oncológicas de seis diferentes áreas dos Estados Unidos (rural e urbana), procurando pelos motivos, segundo suas perspectivas, de recompensas e dificuldades nesse trabalho. As enfermeiras descreveram três importantes fontes de recompensa: o cuidado direto ao paciente, a relação com os profissionais e, a

O CUIDAR EM ONCOLOGIA 35

habilidade e destreza profissional. Descreveram também duas fontes de dificuldades: pouca afinidade para as tarefas administrativas e falta de habilidade para coordenar o tempo no que se refere às tarefas que requerem urgência. O autor adverte que os fatores de recompensa para uns podem se constituir em fatores de dificuldades para outros e que a experiência e percepção são individuais, podendo mudar o sentido atribuído ao trabalho, bem como as necessidades relatadas pelas enfermeiras.

A legislação trabalhista, inclusive a brasileira, reconhece a relação causa e efeito de vários agentes físicos, químicos e biológicos na produção de doenças ditas "ocupacionais"; porém, o trabalho em si, como fator morbigênico, conforme enfocado por Pitta (1990), que provoca a insalubridade, a penosidade, isto é, a permanente exposição a um ou mais fatores que produzam doença ou sofrimento no trabalho hospitalar, ainda requer a construção de novos modelos de investigação, necessariamente interdisciplinares, não somente de ordem técnica e científica, mas também de natureza filosófica, moral, política, econômica e social.

Lautert (1995), enfermeira preocupada com o desgaste profissional do enfermeiro hospitalar, abordou o tema em sua tese de doutorado a partir do conceito de desgaste baseado nos pressupostos da Síndrome de *Burnout*, utilizando-se de algumas variáveis demográficas e pessoais. Essa autora utiliza o Inventário de *Burnout* e, embora tenha realizado uma investigação quantitativa, utilizando-se de dados amostrais, análise fatorial e mensuração de percepções, refere-se a um estudo piloto, conduzido segundo uma metodologia alternativa, para investigação do desgaste do enfermeiro, visando à busca da subjetividade do profissional no que se refere à percepção do trabalho que executa.

Esse estudo versou sobre os três aspectos da síndrome de *Burnout*: o desgaste emocional, a despersonalização e a falta de realização profissional. A autora conclui que a grande maioria dos seus entrevistados estava acometida por um ou mais aspectos da síndrome. Reconhece que o Inventário de *Burnout* identifica a pessoa acometida pela síndrome, porém, este instrumento não permite que se detecte sua origem, admitindo ser imprescindível que se consiga delimitar alguns fatores que possam ser considerados preditivos. Entretanto, conclui que através da identificação da pessoa será possível uma intervenção preventiva desse desgaste (Lautert, 1995).

Radünz (1998), enfermeira, em seu estudo *Cuidando e Se Cuidando*, mostra um caminho de incertezas, dúvidas e medos na relação interpessoal que se estabelece entre enfermeiros e pacientes oncológicos. Segundo essa autora, essa relação equipara-se a "uma via de mão dupla" em que o profissional precisa conhecer não só o outro, mas também a si próprio, sem ater-se a técnicas específicas, mas sim criando-as na própria relação, sempre com a finalidade de fortalecer o *self* de ambos. Propõe que se valorize o 'ser' humano, tanto do paciente quanto do profissional, como pessoas que pensam, sentem, decidem, percebem e são capazes de, entre outras coisas, assumir papéis sociais, ensinando e aprendendo, crescendo e se desenvolvendo, fortalecendo e sendo fortalecido. Utiliza para este estudo o suporte teórico oferecido por algumas teoristas da área de enfermagem (Roy, Horta, Travelbee), destacando o autoconhecimento como uma maneira autêntica de cuidar e de crescer para poder ajudar ao outro. Nesse estudo, a autora não explicita as estratégias necessárias para a implementação de sua proposta.

Minha interrogação

Nessa incursão pela literatura, pude apreender um recorte à preocupação sobre o desgaste do profissional no ato de cuidar, a qual assume várias configurações e posturas na forma de enfocar a questão. Porém, o sentir do profissional, centro vital do tema, continuava obscuro para mim, velado, fazendo emergir uma nova inquietação, agora com a dimensão existencial do profissional.

Dessa forma, como parte de minha trajetória acadêmica, caminhando ao redor de situações que envolvem a convivência com doença grave, iminência de morte, terapêuticas agressivas, propus-me a estudar o significado que os enfermeiros atribuem à ação de cuidar de pessoas acometidas por um câncer e que estão em tratamento. A perspectiva do doente já havia sido investigada no mestrado; fazia-se agora necessário um estudo que enfocasse a outra faceta, a do prestador de cuidados, contemplando, assim, as perspectivas do paciente e a do profissional enfermeiro, com vistas a, evidenciar a intersubjetividade das pessoas envolvidas nesta relação, que constitui a ação de cuidar e de ser cuidado.

Entendo que, para isso, é importante que os enfermeiros descrevam, com sua própria linguagem, como se sentem e que experiências têm nesse contexto de trabalho. É claro que, como enfermeira oncológica, eu tenho reflexões sobre essa questão, mas elas apenas constituem, para o estudo, num pré-reflexivo acerca do tema. Assim, busquei nas falas dos enfermeiros, sujeitos deste estudo, suas descrições acerca do que sentem, experienciam e como percebem o cuidado em oncologia, de modo a captá-los em sua subjetividade. Minha intenção era, por meio dessa expressão, apreender o significado que atribuem ao ato de cuidar.

Meu enfoque sobre as subjetividades possibilita intersubjetividades que se estabelecem entre como "eu vejo" e "você vê" esse cuidado. São essas intersubjetividades que permitem alcançar graus de objetividade, em perspectivas, em perfis. Essa forma de conduzir uma investigação remete ao referencial fenomenológico.

Uma análise de natureza fenomenológica, do tipo sócio-existencial tal como propôs Alfred Schütz, parte do individual, mas não se atém a ele, podendo possibilitar o desvelamento de um trabalho, assim situado, com enfoque na questão do desgaste profissional; um estudo que permita a compreensão do sentido que o cuidar em oncologia tem para os sujeitos investigados. Buscar a compreensão no mundo pré-científico, antes de qualquer elaboração reflexiva, é minha proposta; ir ao real sentir do sujeito e ter o seu discurso espontâneo.

Acredito que o conhecimento gerado por esta investigação pode contribuir para um estudo mais amplo desse desgaste – ou síndrome de *Burnout*, como é conceituado por alguns autores –, pois pretende "desocultar" o significado da ação de cuidar do doente oncológico para os profissionais enfermeiros, revelando a natureza desse cuidado, o modo como ele se dá.

Sob essa perspectiva, dirigi-me a esses enfermeiros em seu exercício profissional, para que me descrevessem situações do dia-a-dia, potencialmente angustiantes por envolver o cuidar do outro em situação de doença grave. Visando à possibilidade de 'desocultamento', busquei apreender em seus discursos o significado da ação de cuidar do doente oncológico.

Ciente que a ação do cuidar se dá na coexistência de pessoas no mesmo espaço, minha intenção era partir do individual, através das falas dos sujeitos, para chegar à compreensão do significado do cuidar numa dimensão social, captando os 'motivos' dos enfermeiros, na sua relação com a pessoa doente, quando praticam a ação de cuidar. Esses motivos vão se mostrando na relação comunicativa que se instala neste contexto.

Para atingir esse objetivo, o estudo foi desenvolvido segundo as idéias básicas do filósofo alemão Alfred Schütz, uma vez que possibilitam a abordagem do significado da ação da pessoa, interesse básico deste estudo[2].

---

2 No Brasil, vários estudos de enfermagem vêm sendo realizados segundo a fundamentação filosófica de Schütz e serão mencionados posteriormente.

2
As bases da investigação

Ao pensar este estudo, parti de minhas reflexões sobre "o cuidar" em oncologia, porém buscando compreender e não explicar o sentido desse cuidar para o sujeito cuidador, o profissional enfermeiro. Minha intenção era encontrar uma resposta além da simples manifestação das coisas, em sua intenção total, em sua essência. Por isso a opção pela fenomenologia, pois ela trata de descrever os fenômenos tais como eles acontecem neles mesmos. Como ciência do rigor, usando o termo do fundador da fenomenologia Edmund Husserl, procura examinar a experiência humana descrevendo-a de forma rigorosa tal como ela se mostra e buscando a sua compreensão.

Husserl (1965), considerado o pai da fenomenologia contemporânea, propõe o retorno às coisas mesmas como princípio de uma ciência rigorosa, a descrição da consciência pura e originária, a análise do que se apresenta primária e fundamentalmente anterior a toda e qualquer relação ou explicação científica. Sugere o retorno às origens, dando como ponto de partida não mais as opiniões dos filósofos, mas a própria realidade: "Não convém que a impulsão filosófica surja da filosofia, mas das coisas e dos problemas".

A trajetória na fenomenologia inicia-se, pois, indo às coisas mesmas e isso só é possível ao pesquisador através do seu "mundo-vida", de suas experiências vividas (Martins, 1992, p.57). Para

Husserl, consciência não se refere apenas a um conjunto de neurônios ou parte qualquer do organismo; refere-se a um estado de alerta para o mundo e, por isso, é sempre consciência *de* alguma coisa, está dirigida *para;* apresenta uma direção (Martins, 1992, p.56).

O que se mostra à consciência é o objeto de estudo da fenomenologia, o fenômeno. Dirigir-se a ele implica a presença de uma intencionalidade, um *noesis*, que é próprio da consciência. *Noesis* é o aspecto subjetivo do ato cognoscente e consiste na disposição do sujeito para ver algo; *noema* é o aspecto objetivo, aquilo que é visto e que tem, em seu conteúdo, um significado e ocupa um lugar (Husserl, 1986, p.210-212).

Segundo Husserl, a fenomenologia tem a tarefa de explicitar o mundo da vida e as estruturas dessa correlação noético-noemático. E, para se chegar ao *mundo da vida*, é preciso adotar certas posturas, como suspender juízos, colocar o fenômeno entre parênteses, deixar que surja o sentido da atribuição de um sujeito. A suspensão da tese do mundo e da subjetividade empírica deixa como resíduo um 'eu transcendental', visto como o fundamento, a origem de toda significação, dentro dessa forma de pensar (Capalbo, 1996, p.23).

A questão da ação social como ação significativa de sujeitos foi mencionada mas não aprofundada por Husserl. Tal questão será objeto das investigações fenomenológicas de Schütz, daí a escolha deste autor para o presente estudo.

No percurso dessa trajetória tenho procurado adentrar ao 'mundo-vida' do enfermeiro que cuida de doentes na área de oncologia, profissional situado no mundo, relacionando-se com os outros homens; embora seus sentimentos sejam próprios, subjetivos, eles se dão num contexto social, ou seja, compartilhados com os outras pessoas. Assim, o estudo dessa relação social num cenário de dor, sofrimento, esperança e cura, levou-me a buscar fundamentação nas idéias de Alfred Schütz.

Schütz, fenomenólogo do social, ao invés da consciência transcendental de Husserl, parte da esfera da vida cotidiana, tipificando os fenômenos para chegar à intersubjetividade. Para ele a intersubjetividade faz parte do mundo social, o qual, por sua vez, é constituído por meio da comunicação e ação intersubjetiva entre os sujeitos (Wagner, 1979, p.11-12).

Passo, então, a descrever as principais idéias desse autor na tentativa de evidenciar, no método[1] por ele proposto, a perspectiva de abordagem compreensiva do modo de ação cotidiana na enfermagem oncológica, de forma que os dados possam ser analisados à luz de uma hermenêutica que se mostra pertinente à natureza mesma dos dados.

Alfred Schütz nasceu em Viena, em 1899 e morreu em Nova Iorque, em 1959. Estudou Direito e Ciências Sociais e durante sua vida sofreu influências das idéias de Edmund Husserl e Max Weber. Pela sua formação em Ciências Sociais tinha o propósito de estabelecer os fundamentos de uma sociologia compreensiva (Wagner, 1979, p.5). Dedicou-se, para tanto, em aprofundar as idéias de Husserl de uma filosofia sem pressuposições, tendo como ponto de partida as experiências do ser humano consciente, que vive e age em um "mundo". Para lidar com este mundo parte da intencionalidade espontânea, "dirigida" a objetos intencionados, reais ou imaginários, materiais ou ideais.

Na psicologia fenomenológica de Husserl, da unidade da consciência *noesis–noema*, é possível se chegar à consciência comum, "aquilo que une as consciências individuais" na "unidade fenomenológica da vida social", uma sociedade de pessoas que compartilham uma vida consciente (Wagner, 1979, p.7-9). Essa trajetória delineada por Husserl não foi, no entanto, devidamente tematizada, pois Husserl ficou preso à consciência do 'eu transcedental' e para justificar a consciência do outro nela mesmo, sem poder ter acesso imediato, recorre à noção do outro análogo a mim.

Não me compete, neste trabalho, aprofundar esse dilema em Husserl, mas ver, de modo direto, como Schütz o tratou. Schütz também era familiarizado com as idéias de Weber sobre a insistência em que a sociologia, basicamente, ocupa-se, ou pelo menos deveria ocu-

---

1 Método, para Schütz, tem o sentido de caminho mais adequado para apreender a realidade social de modo científico. Para isso ele indica alguns postulados que serão tratados posteriormente.

par-se, do significado subjetivo como critério fundamental de compreensão da ação humana. Para Weber, a objetividade das Ciências Sociais só é possível mediante o uso do método de construção e verificação dos "tipos ideais"[2], não se podendo estabelecer nenhuma lei causal de conduta humana; o sociólogo trabalha, na melhor das hipóteses, com "possibilidades típicas" de que determinados conjuntos de fatos observáveis levarão a determinados cursos de ação social (Wagner, 1979, p.10-11).

Para Schütz, porém, a construção dos tipos ideais não equivale a uma média estatística. Deve emergir do material histórico concreto, comportando, em si, significados:

> Mediante este modo de construção e verificação dos tipos ideais, pode-se interpretar, estrato por estrato, o significado dos fenômenos sociais particulares como significado a que tendem subjetivamente os atos humanos. Desta maneira, pode-se desvelar a estrutura do mundo social como uma estrutura de significados intencionais e inteligíveis (Schütz, 1972, p.37).

Segundo esse autor, o mundo cotidiano é compartilhado com o domínio público, dentro do qual nós nos comunicamos, trabalhamos e vivemos nossas vidas. Diante disso, pretendeu obter uma fundamentação racional da vida cotidiana mediante um exame de suas múltiplas tipificações (Schütz, 1974a, p.16).

Alguns pressupostos filosóficos básicos do seu pensamento e de outros autores são explicitados a seguir, de forma a permitir que o leitor acompanhe os passos fundamentais que ensaiei, na busca pela apreensão das idéias de Schütz:

> O *mundo de sentido comum* é o mundo cotidiano, o mundo da vida; são expressões que indicam o mundo intersubjetivo, experimentado

---

2 Para Weber, o ideal tem o sentido de aprender a pessoa como sendo sempre a mesma e homogênea, sem levar em conta todas as mudanças e os contornos definidos que fazem parte da individualidade. Assim, não importa quantas pessoas são categorizadas sob o tipo ideal; ele não corresponderá a nenhuma delas em particular (Wagner, 1979, p.221)

O CUIDAR EM ONCOLOGIA   43

pelos homens em mútua relação, entendendo-se consigo mesmo e com os outros. Mundo que existia antes de nós, o qual tem uma história e que nos é dada de maneira organizada. É primordialmente o cenário de nossas ações sociais. Não é um mundo simplesmente físico, mas também um mundo sociocultural, o que confere a cada indivíduo uma "situação biográfica" determinada (Schütz,1974a, p.17. Grifo do autor).

A *bagagem de conhecimentos disponível* constitui-se no decorrer da vida com a sedimentação das experiências vividas do indivíduo ou adquiridas através da sua relação com as coisas do mundo e com seus semelhantes. Os predecessores, que viveram antes de nós e que convivem conosco através de informações de outros, os contemporâneos, que vivem em nosso tempo e os sucessores que viverão após nossa morte, sendo, no momento, anônimos. Na relação social os antecessores, contemporâneos e sucessores são situados e interpretados de diversas maneiras, por meio das tipificações da vida de sentido comum. É através dos conhecimentos adquiridos que o indivíduo se orienta no mundo de acordo com suas perspectivas de seus particulares interesses, motivos, desejos, aspirações, compromissos religiosos e ideológicos (Schütz, 1974a, p.21-22. Grifo do autor).

A *relação face a face* só pode acontecer quando duas pessoas compartilham a mesma comunidade de tempo e espaço; é nela que pode se dar a maior parte de meu intercâmbio social junto aos meus contemporâneos. Para tal, há de haver uma direção do "eu" para o "tu", ter um interesse, um envolvimento; tem que haver o nós, isto é a consciência da presença do outro. Contrário a isto, transformamos o outro em um anônimo (Schütz, 1974a, p.21. Grifo do autor).

Situação biográfica definida refere-se ao lugar e tempo que um indivíduo ocupa em uma determinada sociedade bem como a totalidade de suas experiências que vão se sedimentando ao longo do curso de sua existência concreta. Esta situação na qual eu me encontro faz com que eu seja único, diferente dos demais e, assim, me interesse também, de forma diferente, por determinados assuntos. O "aqui" onde eu estou e o "ali" onde meu semelhante está são, necessariamente, lugares diferentes e jamais poderemos ocupar, ao mesmo tempo, o mesmo lugar e a mesma posição. Portanto, a minha perspectiva é necessariamente diferente da do outro e é só no intercâmbio de nossas idéias, na idealização de pontos de vistas do outro, que se pode ter uma reciprocidade temporária de perspectivas. O intercâmbio entre o "aqui" e o "ali", numa relação dialética, é a condição necessária para uma realidade compartilhada (Schütz, 1974a, pp.17-20. Grifo do autor).

A *intersubjetividade*, para Schütz, comenta Wagner, é um dado intramundano sob o qual se ergue toda e qualquer atividade do eu de relação e da própria ciência social. O mundo da minha vida não é, de forma alguma, meu mundo privado mas é, desde o início, um mundo intersubjetivo, compartilhado com meus semelhantes, vivenciado e interpretado por outros; em suma, é um mundo comum a todos nós. Não poderíamos ser pessoas para os outros e nem para nós próprios se não pudéssemos encontrar com os outros um ambiente comum de conexão intencional de nossas vidas conscientes. Este ambiente comum é estabelecido pela compreensão que, por sua vez, fundamenta-se no fato de que os sujeitos motivam-se reciprocamente em suas atividades espirituais. Assim, originam-se os relacionamentos de compreensão mútua e o consentimento e, dessa forma, um ambiente comum de comunicação (Wagner, 1979, pp.159-61. Grifo do autor).

Continuando a citar Alfred Schütz:

Social é entendido como a relação de conduta entre duas ou mais pessoas; é um sistema de relação entre pessoas. A "ação social" é a conduta humana projetada pelo ator de maneira consciente. Ela tem um significado subjetivo que lhe dá a direção, é projetada da consciência do ator, tem um propósito. Ela só poderá ser compreendida pelo seu significado, orientando-se para o passado, presente ou futuro de outra pessoa ou pessoas (Schütz, 1974a, p. 22).

Os *motivos-para* instigam a ação social, estado de coisa em função do qual a ação foi levada adiante; referem se a algo que se quer realizar, objetivos que se procuram alcançar e estes motivos de projetos[3] têm uma

---

3 Projeto para Schütz é a antecipação de uma conduta futura mediante a imaginação. Todos os projetos de ações baseiam-se em conhecimentos existentes à mão no momento da projeção (Schütz, 1974a, p.49).

O CUIDAR EM ONCOLOGIA   45

estrutura temporal voltada para o tempo futuro, formando uma categoria subjetiva da ação, isto é, estão estreitamente relacionados com a ação e a consciência do ator (Schütz, 1974a, p.26. Grifo do autor).

Os *motivos-porque* estão evidentes nos acontecimentos já concluídos. Eles explicam certos aspectos da realização do projeto, portanto, eles têm uma direção temporal voltada para o passado. Formam uma categoria objetiva, acessível ao observador (Schütz, 1974a, p.26 Grifo do autor).

Wagner comenta que na medida em que o ator se volta para seu passado, tornando-se, assim, um observador de seus próprios atos, é que ele pode captar os *motivos-porque* genuínos, o significado objetivo. São essas experiências passadas que determinaram que ele agisse como agiu (Wagner, 1979, p.125).

Tipificação em Schütz é:

[...] a tipologia deve sintetizar os traços típicos de um fenômeno social, tornando possível sua inteligibilidade. Trata-se de um processo que não utiliza conceitos genéricos do ponto de vista de sua extensão, mas que utiliza conceitos específicos para cada fenômeno singular. O seu procedimento consiste em colocar, em evidência, o que há de original, específico e típico no fenômeno. Assim sendo, o tipo ideal não corresponde a uma média estatística, mas sim aos traços típicos encontrados no fenômeno observado (Schultz, 1972).

Para Schütz, as tipificações devem levar em consideração a angústia existencial. Os tipos sociais não fixam os atores, há margem para a liberdade e para o imponderável, pois se pode deixar de desempenhar o papel que o tipo nos havia imposto conforme comenta Capalbo (1998, p.81-87).

Wagner observa que

O mundo factual de nossa experiência é vivenciado, desde o início, como típico e esses tipos são formados principalmente por outros, predecessores e contemporâneos, os quais são aceitos pelo grupo no qual o indivíduo nasceu. É um elemento inseparável da herança sociocultural que nos é transmitida e, portanto, um elemento gerado socialmente (Wagner, 1979, p.117-118).

O entendimento, a localização dos *motivos-porque* e dos *motivos-para* para propor uma ação é um fio condutor na pesquisa fenomenológica social[4].

Para Schütz, o homem vive no mundo do senso comum, relacionando-se com outros homens, semelhantes a si e, seja em relação face a face ou relação indireta, a base para a ação social é a situação biográfica que cada um possui. Ela influirá nos motivos, na direção, enfim, no modo como a pessoa ocupa o espaço da ação, interpreta suas possibilidades e se envolve em desafios.

Para ele, a apreensão da realidade social é feita através da tipificação dos fatos do mundo; seja qual for o homem – pesquisador ou homem do senso comum –, ele irá seguir seus motivos e interpretar a realidade segundo sua situação biográfica. Porém, o pesquisador, para chegar à tipologia do vivido, deve seguir alguns princípios, os quais Schütz denominou de *postulados* (Schültz, 1974a, p.67-68):

a) *Postulado da Coerência Lógica* – as construções típicas estabelecidas com um grau de clareza e nitidez e o esqueleto conceitual devem ser totalmente compatíveis com os princípios da lógica formal. Este postulado garante a validade científica dos modelos construídos por especialistas em Ciências Sociais.

b) *Postulado da Interpretação Subjetiva* – para compreender as ações humanas, o pesquisador deve se perguntar que modelo de mente individual é possível construir e que conteúdos típicos são necessários atribuir a ele para explicar fatos observados como resultado da atividade da mente, numa relação compreensiva. Assim, tem-se a garantia da significação da ação humana para o ator.

---

4 CAPALBO, C. Aula ministrada na disciplina de "Metodologia de Investigação Fenomenológica", oferecida pela EERP/USP, sob o código: ERG-5864, Ribeirão Preto, 2ª semestre de 1998.

O CUIDAR EM ONCOLOGIA **47**

c) *Postulado da Adequação* – cada término de um modelo científico de ação humana deve ser construído de tal modo que um ato humano, efetuado no mundo da vida por um ator individual, indicado pela construção típica, seja compreensível tanto pelo ator como para seus semelhantes, em termos de interpretação de sentido comum na vida cotidiana. Assim, fica a garantia da compatibilidade entre as construções do pesquisador e as experiências do sentido comum na realidade social.

Para Schütz, a meta do pesquisador social consiste em descobrir o *motivo-para* e o *motivo-porque* que estão atrás do ato humano. A interpretação de cada unidade de ação de outra pessoa é só um corte transversal que o observador extrai do contexto fático total. Portanto, o *tipo vivido* está determinado sempre em si mesmo pelo ponto de vista do intérprete e variará de acordo com seus interesses e problemas (Schütz, 1972, p.218)

Sob essa perspectiva, considero que o 'ato de cuidar' em oncologia é uma ação e, como tal, projeto; portanto, traz em si os *motivos-para* dos sujeitos que realizam esse cuidado, o qual, quando realizado, torna-se um ato concreto, pois permite a possibilidade de uma atitude reflexiva, conduzindo aos *motivos-porque* dessa ação.

Originalmente, a ação de cuidar na enfermagem oncológica é uma vivência, uma ação que não tem preocupação com seu significado, mas traz em si os *motivos-para* dos sujeitos da ação. O pesquisador, interessado em compreender esta ação, é que vai dirigir-se para o sujeito, buscando o significado de sua ação no contexto de cuidar em oncologia. Por isso a proposta deste estudo é buscar o entendimento do contexto da realidade social a partir da convivência, do contato direto com a dimensão humana do que está sendo investigado.

Das leituras que realizei bem como de minha participação na disciplina *Metodologia de Investigação Fenomenológica*, à qual já me referi, na qual o pensamento de Schütz foi abordado pela professora Creusa Capalbo, apreendo que há pertinência das idéias desse filósofo para a abordagem compreensiva do desgaste dos profissionais de enfermagem em sua vivência no cotidiano da oncologia.

Também venho participando das reuniões do *Grupo de Estudos de Alfred Schütz*[5], onde se faz leituras e discussões de textos acadêmicos sobre o assunto, propiciando-me reflexão sobre este referencial. Vários estudos vêm sendo realizados por autores enfermeiros brasileiros, fundamentados no pensamento de Alfred Schütz, para abordar suas investigações. Dentre eles estão Salgado (1993), Tocantins (1997), Rodrigues (1998), Santos (1998), Castelo Branco (1999), Pinto de Jesus (1999), Fustinoni (2000) e outros. As idéias de Schütz permitem a análise das relações sociais, concebidas como relações mútuas. Todas essas investigações mostram sua pertinência para uma abordagem que possibilite o emergir do 'eu' das pessoas envolvidas na ação social, suas necessidades concretas, a partir delas mesmas, no mundo da vida social.

As descrições das pessoas da ação social – no caso os enfermeiros da oncologia – poderão fazer emergir os motivos que a ação tem para elas, revelando o seu sentido face às questões que envolvem o ato do cuidar em oncologia, tema deste estudo.

---

5 Realizado quinzenalmente, na cidade do Rio de Janeiro, e do qual fazem parte, essencialmente, enfermeiros que desenvolveram e/ou vêm realizando suas pesquisas fundamentadas na abordagem da *Sociologia Compreensiva de Alfred Schütz*.

3
A PRÁTICA EM ONCOLOGIA COMO CAMPO DA INVESTIGAÇÃO

Durante a elaboração do projeto desse estudo, estive bastante próxima do Centro de Tratamento e Pesquisa da Fundação Antônio Prudente, localizado na cidade de São Paulo. A decisão de trabalhar com esta instituição deu-se pela sua referência técnico-científica nacional e pela especificidade no tratamento à pessoa com câncer.

O Hospital do Câncer, como é chamado, caracteriza-se por ser especializado, de ensino e sem fins lucrativos. Iniciou suas atividades em 1953 como Instituto Central (A. C. Camargo). Nessa época o hospital contava com 18 enfermeiras da Cruz Vermelha Alemã, chefiadas por Marga Kasic. Hoje comporta 250 leitos ativos e é constituído por diversos departamentos, dentre os quais encontra-se o de enfermagem, que comporta 117 enfermeiros, 53 técnicos de enfermagem e 309 auxiliares de enfermagem. A instituição abriga também Residência Médica, Escola de Enfermagem em Nível Médio e um Centro de Estudos em parceria com o Instituto Ludwigue de Pesquisa (Schneider, 1989). Em 1997 este hospital deu início ao Curso de Mestrado em Oncologia.

A opção por trabalhar apenas com enfermeiros fundamentou-se nos estudos de Laurell e Noriega (1989) e Silva (1996), segundo os quais o desgaste do profissional em uma instituição varia de acordo com as atribuições que cada indivíduo desempenha. De forma particular, o estudo de Silva (1996) mostra que o enfermeiro tem atribuições diferentes das do auxiliar de enfermagem e das do técnico de enfermagem. Ele acaba tornando-se coordenador da equipe, muitas vezes distanciando-se da assistência direta. Para esta autora, cabe ao enfermeiro o cuidar e o administrar.

Na instituição onde o estudo foi realizado, as enfermeiras, tanto assistenciais como supervisoras, prestam assistência direta ao paciente, motivo pelo qual esta proposta pôde ser desenvolvida ali. O projeto foi encaminhado ao Comitê de Ética em Pesquisa do Hospital do Câncer, na cidade de São Paulo, para sua aprovação, em observância à recente legislação que regulamenta a pesquisa em seres humanos[1]. Esse comitê analisou e aprovou o desenvolvimento do projeto.

Busquei concentrar-me nas unidades em que a pessoa doente permanece por algum tempo, requerendo, dessa forma, o cuidado da enfermagem, implicando, portanto, em uma convivência entre ela e o profissional que dela cuida.

Dirigi-me, então, acompanhada por cada uma dessas supervisoras, às Unidades de Internação que contemplavam este cotidiano. Considerando o grande porte do hospital e atenta ao fato de que não poderia entrevistar todos os enfermeiros dessa instituição, selecionei as Unidades Médico-Cirúrgica de Internação de pacientes adultos e a Central de Quimioterapia.

Tomei o cuidado de entrevistar apenas aqueles enfermeiros que tinham um ou mais anos de experiência em oncologia, ou seja, que tivesse já vivido um tempo na relação de cuidado, por crer que este profissional poderia falar melhor de suas experiências, do seu projeto de cuidar. No momento de cada entrevista, explicitei minha proposta e propus a questão orientadora *O que significa para você cuidar em oncologia? Descreva para mim.*

As entrevistas foram conduzidas segundo a abordagem fenomenológica, de forma a permitir o encontro com o sujeito numa relação

---

1 BRASIL – Conselho Nacional de Saúde. Diretrizes e normas regulamentadoras de pesquisa em seres humanos. Resolução nº 196 de outubro de 1996. In: *O Mundo da Saúde*. Ano 21, nº 21; jan./fev., 1997.

empática, podendo, assim, adentrar no mundo do outro e captar os aspectos subjetivos de sua maneira de vivenciar o mundo da oncologia, percebê-lo como sujeito consciente, sem qualquer preconceito ou imposição de minha parte. Orientada por apenas uma questão, procurei deixar que o enfermeiro entrevistado mostrasse seu lado humano e relatasse sua experiência da forma mais espontânea possível (Carvalho, 1991).

As entrevistas foram gravadas com a anuência das enfermeiras e, posteriormente, transcritas por mim, possibilitando uma análise mais cuidadosa de suas falas, permitindo-me, assim, chegar às suas intenções motivacionais na ação de cuidar em oncologia.

Após 15 (quinze) entrevistas, comecei a perceber a repetência dos motivos da ação dos sujeitos no cuidar em oncologia. Este é o critério, segundo a abordagem fenomenológica, quando o número de sujeitos não é significativo; o que se procura é o comum, o invariante (Martins e Bicudo, 1989), que se mostrou, na pesquisa, com a repetição dos motivos.

4
O DIZER DAS ENFERMEIRAS

Depoimento nº 1[1]

ESTADO CIVIL: SEPARADA
TEMPO NA INSTITUIÇÃO: 2 ANOS E MEIO
CARGO: ENFERMEIRA ASSISTENCIAL
SEXO: FEMININO
ANO DA GRADUAÇÃO: 1989
SETOR DE TRABALHO: UI (7ª)
TURNO DE TRABALHO: MANHÃ (7/13H)

Bem, quando entrei aqui, tive uma certa dificuldade; primeiro porque fiz Obstetrícia na Faculdade, trabalhei em Clínica Médica, nunca nada direcionado à Oncologia. E no começo foi difícil para eu me especializar, tudo é muito direcionado, este paciente tem características muito próprias, e aqui dentro do hospital ele se diferencia quando é cirúrgico e quando é clínico. O cirúrgico chega numa fase muito inicial, a expectativa dele é maior, a tolerância dele é maior. Ele espera realmente que seja tratado e até curado mesmo, ele vem com esta expectativa. Já o da Oncologia clínica não, ele já passou pela cirurgia, já passou pela químio, já passou pela rádio, sabe que não está curado, não agüenta mais. Muito do que você faz não tem retorno,

---

1 O número representa a ordem cronológica das entrevistas.

porque ele mesmo já não permite mais, já está cansado, já está desistindo mesmo. Então eu senti uma dificuldade muito grande nesse sentido, e hoje, depois de dois anos e meio, eu sinto que, muitas vezes, o que a gente faz tem retorno e outras não tem retorno. Às vezes está num estágio muito avançado e não tem retorno nenhum. Você tenta fazer... o que você faz quando você acorda, pega o carro e vem para cá, é tentar dar uma melhor qualidade de vida para este paciente. E nem sempre a gente consegue isso aqui dentro, nem sempre é o lugar. Pelo menos se consegue a nível de conforto, ele está alimentado, ele está sem dor. A medicação dos sinais como o paciente que tem dor, às vezes é enorme o tumor, avaliando o uso da medicação, da morfina. Então assim o que a gente tenta é isso, mas muitas vezes a decepção é grande. É um caminho que você sabe que começou a trilhar e que não vai ter muito retorno. E sinto assim que não é um hospital, não é um trabalho para o resto da vida não. As enfermeiras são muito jovens. É um trabalho pesado, a gente não agüenta muito tempo, porque todo mundo vai cansando. Você deve ter sentido mais isso porque trabalhou seis anos, eu tenho menos da metade do seu tempo, e a gente vai cansando. Por quê? O que é que é isso? Às vezes, o paciente, ele está ótimo, você o encontra no corredor, no ambulatório 'oi, como você está? Bem?... Vai tudo depender de como ele chega aqui... Mas mesmo assim não é um hospital para o resto da vida, é uma coisa que vai desgastando, como profissional, como pessoa, eu acho que é isso. Não sei se é isso mesmo que você queria? Você quer que eu preencha esta ficha para você?

[*Após desligar o gravador a depoente continuou a falar*]

Quando eu falo, não estou falando do hospital, da estrutura, é o paciente mesmo. Acho que não é um trabalho para sempre. A gente não agüenta. Observa, não tem enfermeiras com muito tempo de casa.

Depoimento nº 2

ESTADO CIVIL: SOLTEIRA
TEMPO NA INSTITUIÇÃO: 1 ANO
CARGO: ENFERMEIRA SUPERVISORA

SEXO: FEMININO
ANO DA GRADUAÇÃO: 1987
SETOR DE TRABALHO: UMC (7ª)
TURNO DE TRABALHO: 8H/DIA

Olha Regina, para mim o cuidar em oncologia, das diferentes áreas em que já trabalhei, eu acho que é um cuidar diferenciado. Primeiro porque o paciente oncológico é uma realidade, ao mesmo tempo que naquele momento pode ser uma coisa distante da sua realidade, é uma coisa muito próxima. Porque, sabidamente, a patologia oncológica é uma coisa que chega – como outras evidentemente – a qualquer momento. Acho que você, sabidamente, nunca está preparada para recebê-la, então nem você mesma, nem ninguém próximo a você, seja familiar, seja amigo, ou qualquer pessoa. Então, isso para mim não tem... o fato de estar sempre tentando estar próxima do paciente, tentando se colocar no lugar dele, isso independe de ele ser oncológico ou não. Mas o paciente oncológico requer um carinho muito diferente, porque na grande maioria das vezes ele foi pego de surpresa no decorrer da vida, e, muitas vezes, é uma coisa que muda completamente a vida dele, em todos os sentidos. Então, por mais prognóstico que a patologia tenha, sempre há um período doloroso de tratamento, em que ele vai se sentir muito mal, vai se mostrar fisicamente mal, muitas vezes com todos os efeitos da químio e da rádio. Eu acho que dentro de toda a Oncologia e, para mim, que trabalho diretamente com a parte Cirúrgica da Oncologia, você tem a parte de imagem mesmo do doente, principalmente dos pacientes de cabeça e pescoço, que tem toda uma ..., uma, grosseiramente falando, muitos deles sofrem mutilações mesmo da face; para a mulher o neo de mama, é uma coisa brutal, mas se ela coloca uma blusa, aquilo está dentro dela, não é? Por fora não se vê, mas os pacientes com tumores de cabeça e pescoço são uma coisa muito complicada. Então eu acho que a parte de cuidar, na técnica, requer especialização, requer uma série de conhecimentos diferenciados; mas, eu acho que no teu eu mesmo, você tem que estar preparada para essa diferenciação: o que é cuidar em Oncologia? É lidar com todos os percalços que a patologia vai trazendo no dia-a-dia. E até saber lidar com você mesma, com o sucesso do tratamento, com a perda do paciente, que muitas vezes fica, fica, fica com você, nada, nada, nada e morre na praia, e também para saber lidar com a melhora, que, sem dúvida, é um sucesso quando você consegue; é um sucesso não só de toda a equipe, mas também do próprio paciente. Eu acho que, por outro lado, para mim, enquanto enfermeira, é tentar fazer com que a equipe perceba isso também, que não é, quando você fala o enfermeiro, além de tudo, tem um papel de orientador da equipe, para mostrar que existe essa diferença, e que o paciente se cuidar é muito mais que a técnica, do que uma coisa, do que um remédio. Eu acho que o doente pede a você essa cumplicidade no tratamento, não só porque o paciente oncológico acaba sabendo, cuidando muito do cateter, cuidando dos horários da medicação. Ele é diferente de um paciente que vem para fazer uma colecistectomia, que é uma realidade, que veio, operou, tchau, tchau, que ele não tem conhecimento; agora aquele que interna direto sabe perfeitamente de tudo, ele precisa disso, ele participa, é um doente participante. Ele precisa da sua rigidez no horário, que para ele é muito importante, de você estar bem, de você estar sorrindo, porque já é uma coisa muito doída. Se você ainda chega como mais um problema para o paciente é muito ruim... Eu acho que basicamente é isso.

Depoimento nº 3

ESTADO CIVIL: CASADA
TEMPO NA INSTITUIÇÃO: 1 ANO E 6 MESES
CARGO: ENFERMEIRA ASSISTENCIAL
SEXO: FEMININO
ANO DA GRADUAÇÃO: 1997
SETOR DE TRABALHO: UI (8ª)
TURNO DE TRABALHO: MANHÃ (7/13H)

Para mim, cuidar de um paciente oncológico é, em primeiro lugar, estar cuidando do psíquico dele. Porque, muitas vezes, ele vem para o Hospital do Câncer, mas muitas vezes ele não sabe qual é a sua

O CUIDAR EM ONCOLOGIA **57**

patologia, em que estado está sua doença. Então, a gente acaba cuidando até da família, porque eles acabam tendo dúvida de como estar passando isso para o paciente, qual é o momento certo; às vezes, isso é adiado pela equipe médica através da família, a família não quer que fale, a equipe médica fica protelando, só que chega um momento em que o paciente não tem escapatória, tem que saber. Porque ele sabe, ele demonstra que o tratamento não está tendo sucesso. Então o cuidado do enfermeiro começa pelo psíquico, e aí vem todo o cuidado do físico, o banho, a comida e que a gente tem o apoio dos auxiliares e técnicos, que a gente não conseguiria sem eles, sem a equipe, porque no caso é uma equipe. E o cuidado mesmo do enfermeiro vai ser direcionar esta equipe para dar uma assistência boa, humana, porque tem que tratar como gente é, apesar, ainda mais com a patologia que está carregando. Então tem que ter um amor maior, um vínculo maior com o paciente para dar uma assistência mais humana. Só o psíquico nessa hora não importa, tem que cuidar do todo, um cuidado maior não só com o corpo, mas também com o psíquico. E, nessa parte, quem trabalha melhor é a enfermagem, porque o paciente vai se degradando, vai ficando deprimido e acaba morrendo com essa depressão se a gente não cuidar; aqui no nosso serviço a gente tem um serviço bem ativo de Psiquiatria, então a gente logo já pede um acompanhamento. Então, para mim, o cuidar em primeiro lugar é isso, é cuidar do psíquico do paciente e da estrutura familiar, porque eles ficam realmente embaraçados.

Pesquisadora Eu entendi, você tem esse modo de chegar ao doente pensando nessas vertentes todas, me fale mais sobre isto, como é?

É complicado, é conversando bastante, só conversando. E, às vezes, a gente não chega até o paciente para falar, você conversa com a família porque a família... ela se sente num beco sem saída. O que eu faço com o paciente, porque o médico deixa claro para a família, só que a família mesmo não quer que isso chegue até o doente; só que ela percebe que chega em um determinado ponto em que não dá para segurar mais, ela tem que passar para ele, e aí a gente acaba conversando mesmo. E chega uma hora em que você percebe que a coisa flui, só que o paciente entra em depressão, e você tem que passar da família para o paciente, e tem que ter um cuidado bem minucioso, conversando com ele, e que nem tudo está perdido. Às vezes só o fato de você falar que independente do que acontecer eu vou estar do seu lado, já clareia uma luz no fim do túnel, porque ele já abre um sorriso, ele mostra um fio de esperança se ele tem alguém com quem pode contar. E vai ver que nem tudo está perdido; você coloca que apesar da patologia que não tem mais saída, que a enfermagem está aqui para cuidar do senhor. Do que é que o senhor está precisando, tratar da pele? Vamos pentear o cabelo, vamos fazer a barba? E aí é o que eu te falei, esse é o cuidado com o corpo em si, pois o psíquico a gente vai trabalhando, mostrando a realidade para ele, que nem tudo está perdido, apesar de não ter mais tratamento médico, mas a enfermagem está aqui atuante, até o último respiro dele, a gente não deixa em palavras claras, mas a gente mostra em situações, em cuidados mesmo. Porque muitas vezes ele questiona: 'Por que eu vou ter quer passar esse creme no meu corpo?' 'Porque precisa, vamos cuidar, vamos manter a aparência, ficar bonito.' 'Eu não quero comer, não adianta, estou tendo diarréia freqüente.' 'Não, saco vazio não para em pé, vamos comer, tem que manter o corpo em atividade.' A gente às vezes acaba brincando para o paciente sentir a necessidade de estar realmente se cuidando. Então para mim, o cuidado se resume nisso. (silêncio)

Pesquisadora Muito bem resumido, obrigada.

E às vezes também para ele aceitar o cuidado, tipo, tem que ficar em repouso, porque os níveis de plaquetas e leucócitos estão baixos, então você tem que demonstrar isso para ele, ele tem que ter certeza de que realmente precisa ficar em repouso. O que é que vai acontecer comigo se eu não ficar em repouso? Então você tem que dar muita orientação para ele aceitar alguns tipos de cuidados que para ele não tem importância, ele não vê importância, é leigo. É conversando mesmo, acho que é a base, você vai tateando até onde pode ir, porque tem coisas que realmente não são de nossa competência estar passando

O CUIDAR EM ONCOLOGIA **59**

para o paciente e, aí, onde você pode palpar, você vai aprofundando, e ele vai aceitando cada vez mais os cuidados. 'Ah, você está me impondo?' 'Não, o seu estado está precisando de repouso.' Uma coisa que eu observava é que eles passam algumas... algumas coisas eles falam e têm coisas que eles não falam para o enfermeiro. Então se o seu trabalho fosse feito também com a equipe de auxiliares e técnicos, talvez você fosse pegar o outro lado do cuidar, você está me entendendo? Porque tem coisas que eles não confiam tanto no enfermeiro. Entra no quarto e eles perguntam: 'Você é enfermeiro?' E a gente acaba sabendo depois nos corredores, porque "a gente é enfermeiro", e a gente acaba sabendo isso. Os auxiliares falam: 'Fulano me perguntou se eu era enfermeiro, e aí ele acabou me falando um monte de coisas.' Coisas que, na realidade, ele tinha que ter falado com o médico. O paciente mesmo acaba determinando essa barreira, só que, quem passa daqui para lá é só realmente aquele que demonstra mais cuidado com o doente. Neste andar a equipe é muito integrada. O paciente se apega à gente e a gente a ele. Às vezes ele reinterna e quer vir para cá, briga na internação para vir para cá. (RISOS)

PESQUISADORA Vai ficar muito bom o seu trabalho.

Depoimento nº 4

ESTADO CIVIL: SOLTEIRA
TEMPO NA INSTITUIÇÃO: 3 ANOS
CARGO: ENFERMEIRA ASSISTENCIAL
SEXO: FEMININO
ANO DA GRADUAÇÃO: 1996
SETOR DE TRABALHO: UI
TURNO DE TRABALHO: MANHÃ (7/13H)

Eu acho que, aqui no hospital, a gente tem pacientes muito dependentes da gente. Mesmo aqueles que não estão precisando de cuidados físicos intensos, são dependentes mesmo. Eles precisam que a gente fique junto e, quando vai começar a quimioterapia, eles não exigem, mas de certa forma, acabam fazendo com que a gente fique sempre junto deles; ou seja, teve uma paciente agora que expressou claramente que ela queria que, se eu não ficasse lá, que colocasse uma pessoa para ficar com ela, que ela prefere que o enfermeiro fique sempre junto, porque ela acha que o enfermeiro pode detectar mais rápido os problemas que ela possa ter. Ela falou para mim: 'Olha, eu quero que alguém fique comigo, de preferência um enfermeiro.' Essa é uma paciente que só expressou, mas os outros acabam fazendo isso também. Para mim, é muito importante que o paciente... claro que a gente não quer que eles sejam dependentes... mas é importante que demonstrem para a gente que a gente é importante no tratamento, que eles precisam de nossa ajuda de alguma forma. Eu não sei, eu não trabalhei com outros pacientes que não oncológicos, mas o que a gente vê nos estágios e na faculdade é assim: os pacientes cirúrgicos, por exemplo, ou de uma outra patologia qualquer, estão mais preocupados com aquela coisa mais imediata. Eu estou com apendicite, eu vou resolver essa apendicite e pronto. A gente acaba ficando assim – não em segundo plano – mas a gente acaba ficando assim, parece que o nosso serviço parece ser uma coisa mecânica, você vai lá, faz curativo, o paciente vai embora, dali já vem outro. Aqui não, os nossos pacientes aqui ficam muito tempo com a gente, eles voltam sempre, ficam às vezes meses internados, a gente cria um vínculo com eles não é? Esse vínculo para mim é muito importante também. Ele vai, volta, vai, volta, é..., a gente conhece o pai, a mãe, conhece os hábitos em casa. Isto facilita na hora de tratar, tem mais facilidade de saber como é que está o paciente; que ele não gosta de tomar banho de manhã, então a gente sabe que vai ter que fazer os curativos à tarde. Esse tipo de tratamento na Oncologia, principalmente aqui no 8º andar, onde nós temos mais pacientes clínicos..., é bem individualizado. Eu sempre gostei muito de trabalhar na Oncologia, desde a época de faculdade, não tenho experiência de trabalhar em outro hospital, não sei se eu ia gostar também.

Pesquisadora Mas só de você estar aqui há 3 anos...

Então, para mim, é a patologia em si, tecnicamente falando, não na parte de cuidados humanizados, mas assim..., a própria patologia é interessante, a gente estuda, para mim é..., é que eu gosto mesmo, então para mim acaba ficando mais fácil. Acho que a enfermeira oncológica tem um papel diferente de uma outra enfermeira, não sei. Por exemplo, uma enfermeira que cuida de um posto de saúde, que cuida de pacientes crônicos também sente a parte psicológica do paciente. Eu acho que a nossa visão de doença e saúde é completamente diferente de uma enfermeira que fica num posto. Eu não sei também, acabo pensando assim, tenho colegas que trabalham em outros lugares e que pensam e agem diferente. A gente vê a doença de um jeito... Aqui não se vê essa parte de prevenção, a gente nem toca, não dá nem tempo de ver. E muitas vezes a forma que a gente aborda a cura no paciente também é diferente, porque muitas vezes eles vêm em estágios avançados, então a gente acaba visando o bem estar naquilo que ele pode ter, naquilo que a gente considera normal para ele, então a gente acaba tentando para que ele se sinta melhor naquilo, no contexto dele. Muitas vezes a gente não tem como visar à cura e coisas assim. A gente tem muito contato com a família, a família acaba precisando também bastante da gente. Muitas vezes, eles não entendem o que os médicos falam, os médicos falam em termos técnicos, eles não conseguem conversar de outro jeito com a família, e a família normalmente vem conversar com a gente. Perguntam: 'Olha, por que é que fulano de tal tá com dor óssea?' 'Por que é que ele tem isso?' 'Por que é que ele tem aquilo?' Perguntam, a gente acaba explicando o tratamento, tanto para a família quanto para o paciente ... mais para a família do que para o paciente. E, faz parte do cuidado também. Às vezes temos dificuldade de conversar com a família, a gente conversa bastante, mas algumas vezes ficamos meio emperrada naquilo: 'Você não pode falar isso porque isso é o médico quem fala!' E a família questiona, a todo momento, o que é que está acontecendo, por que é que fez, por que é que não fez. Na escola de residentes, eles não estão muito acostumados, preparados a sentar e conversar com a família. Então eles preferem falar: 'Ele está com adenocarcinoma de alguma coisa...' E acaba ficando por isso mesmo. E a gente fica atrás: 'Olha fulano, a família está perguntando, explica de um jeito mais fácil para eles entenderem!' Mas para eles também fica difícil de explicarem, a não ser que o titular venha e os obrigue, eles acabam não fazendo muito não.

PESQUISADORA Muito bom. Você quer colocar mais alguma coisa?

Acho que não. Acho que é isso.

Depoimento nº 5

ESTADO CIVIL: SOLTEIRA
TEMPO NA INSTITUIÇÃO: 1 ANO
CARGO: SUPERVISÃO DE ENFERMAGEM
SEXO: FEMININO
ANO DA GRADUAÇÃO: 1990
SETOR DE TRABALHO: UI
TURNO DE TRABALHO: 8H/DIA

Bom, eu acho que o cuidado de enfermagem para a gente que trabalha dentro da Oncologia é acima de tudo o psicológico do paciente, porque assim..., todo mundo, principalmente estes pacientes de um modo geral, eles nos procuram e assim... eles associam muito câncer e morte. Isso é muito forte na cabeça dos pacientes, e mesmo nos profissionais que chegam aqui, são novos, os que chegam para trabalhar com a gente dentro da área da Oncologia. Então eu, primeiramente, acho que a parte psicológica do paciente, que ele já vem com uma carga emocional muito alterada, porque assim..., associam muito isso, câncer e morte, câncer não tem cura, eu vou morrer daqui a um tempo. Então, assim, a primeira coisa que mais choca os pacientes, que necessitam da equipe de enfermagem, é a parte psicológica do paciente. Depois disso, eu acredito que juntamente vem também o familiar do paciente. O familiar do paciente, quer sim quer não, sofre toda essa fase de internação junto com o paciente, porque é um ente querido, porque é um familiar dele, porque nós ainda não aceitamos muito bem morrer, não é? Vamos dizer assim "morrer". Então eu acho que depois disso é que vem mesmo a parte do cuidado biológico do paciente em si, da assistência de enfermagem, do banho de leito, das assistências todas que aparecem no dia-a-dia. Eu acho que

O CUIDAR EM ONCOLOGIA **63**

também, durante o tratamento do paciente, por exemplo, a grande maioria não se importa em fazer quimioterapia. Apesar de ele associar morte e câncer, mas assim, se ele vai fazer quimioterapia, para ele não tem problema nenhum se cai cabelo, se vomita, não é? Isso é uma coisa que até me assusta, eu achava que cair cabelo, fazer quimioterapia, para mim, na minha opinião, é uma coisa muito grave. Só que na opinião da maioria dos pacientes não é, para ele é: 'Eu quero curar e eu vou fazer esse tratamento, não tem problema se cair cabelo, não tem problema se ficar com uma coloração de pele diferente', ele vê isso muito como um todo. Não sei se é isso que você queria...

Pesquisadora É isso mesmo. Eu entendi e achei ótimo o enfoque que você deu para estar atendendo ao doente oncológico. Você tem mais alguma coisa para colocar?

De um modo geral é isto, o que a gente enxerga muito aqui dentro do hospital é que, às vezes, o próprio funcionário, o próprio auxiliar de enfermagem, às vezes ele perde até um tempo maior só para dar atenção, olhar para o paciente, escutar suas queixas, o paciente quer alguém, um apoio para ele, alguém que escute ele naquele momento. Às vezes a pessoa se preocupa tanto com fazer medicação, em dar banho, em prestar assistência boa, e deixar o paciente assim, vamos dizer, "brilhando". Mas às vezes é muito importante para o paciente só escutar, uma pessoa que escute, que olhe para ele, que dê atenção naquela fase da doença, naquela fase crítica que ele está passando, não é? Então, os funcionários mesmo colocam isso para a gente, não é? Os pacientes daqui, quem cuida de paciente oncológico, eles falam isso para mim, quem cuida de paciente oncológico tem que ser uma pessoa muito especial, porque não é qualquer um que agüenta tudo isso, que tolera tudo isso. E, às vezes, não é nem você entrar no quarto, falar bom dia e sair, não; você entra no quarto e o paciente quer falar com você, isso a gente vê e vivencia durante as visitas que a gente passa, os funcionários comentam, os enfermeiros comentam, eu acho que é bem por aí mesmo... é bem aquele biopssicosocio espiritual mesmo, dizendo assim a palavra correta não é, eu acho que é isso...

Pesquisadora Essa palavra, esse palavrão...

Esse palavrão eu acho que cabe direitinho

Pesquisadora Muito obrigado...

De nada. Na minha opinião deveria ter um acompanhamento, uma assessoria para gente, com alguém, ou um psicólogo, ou reuniões, sabe; alguma coisa para você colocar isso, porque, por exemplo, a gente vai levando tudo isso no dia-a-dia porque você vai indo, vai indo, vai indo e, vai agüentando; mas acho que uma pessoa que tiver um emocional um pouco mais enfraquecido, vamos dizer assim, se se envolver demais com o paciente, cai no primeiro buraco que aparecer na vida dela, não é? E fica extremamente chocada. Isso, quer sim, quer não, a gente fica assim, o emocional da gente é muito lábil e, dependendo do que você encontra na sua frente, ou você cai de vez, ou você carrega, tropeça e fica firme, e vai... Eu sinto falta disso, entendeu? Ou são reuniões, são discussões, ou alguma coisa com psicólogo para gente entender um pouco mais sobre tudo isso... Eu acho que lidar com o doente, num modo geral, já é uma coisa muito difícil, não é? Porque você lidar com pessoa saudáveis, que estão jogando bola, que estão praticando esportes é uma coisa, fica todo mundo saudável, você lidar com doente, doente em si, a gente mesmo fica doente, já fica choroso, já fica manhoso, já fica enfraquecido, agora você imagina juntar tudo isso numa doença dessa, não é? Eu acho que deveria ter algum acompanhamento para nós profissionais, sim.

Depoimento nº 6

Estado civil: solteira
Tempo na instituição: 3 anos e 7 meses
Cargo: enfermeira assistencial
Sexo: feminino
Ano da graduação: 1995
Setor de trabalho: T.M.O
Turno de trabalho: manhã (7/13h)

É, eu já entrei na instituição e já fui direto para o transplante. Então, assim, é um cuidado totalmente diferente, é oncológico, mas é extremamente diferente das unidades. Mas para mim, cuidado de enfermagem para paciente oncológico, eu acho que tem que ser bem intensivo, e da enfermagem, e bem mais a enfermagem que foi preparada psicologicamente, porque esses pacientes oncológicos são atingidos psicologicamente, e eles passam isso para a gente. E assim, você queria saber como eles gostariam, como eles deveriam...

Pesquisadora Não, eu quero saber o que é que você acha desse cuidado, você já está falando, como o cuidar em oncologia se mostra a você.

Então, eu vou dar uma resposta para mim e para o meu trabalho... Para mim, o cuidado para pacientes oncológicos, é mais assistencial mesmo; eu acho que, como no transplante é uma forma direta, a gente vê o resultado, o paciente fica muito grato à gente, pelo cuidado que a gente dá direto a ele, acho que deveria ser em todas as unidades, aqui inclusive. No T.M.O. só trabalham enfermeiros, não temos auxiliares, então a gente vê a gratidão que o paciente sente e a gente vê também a segurança que eles sentem; tanto que, quando vai auxiliar lá para o transplante, eles ficam bem inseguros, não pelo serviço dos auxiliares, mas porque eles já estão acostumados com a gente, porque a gente fica 24 horas com eles. Fora os cuidados que a gente tem que dar, que a gente aprende na faculdade, os cuidados básicos... e, técnicas que a gente aprendeu, e vai dar em qualquer paciente tanto num hospital geral ou num hospital oncológico. Mas aqui no hospital oncológico, é... a gente tem que assistir mais a parte psicológica do paciente, que é um fator que pega muito aqui, essa parte e, assim... pelo retorno que a gente tem dos pacientes a gente alcança; mesmo sendo corrido, aqui no andar, quando eu fico aqui, às vezes, a gente consegue dar essa parte em que a gente se empenhou, então essa parte..., eu acho que eles precisam mais de apoio moral e psicológico do que um comprimido. A parte psicológica do paciente oncológico é muito afetada, então a gente precisa lidar mais com essa parte. Bem, quem trabalha aqui há muito tempo é porque gosta dessa área, porque eu já vi muita gente que entrou, não agüentou e foi embora. Você deve ter percebido que em um hospital deste tamanho tem pouca gente "velha" de casa. Não são muitas por causa disso entendeu, porque o hospital, ele, como a gente está falando da parte psicológica do paciente, ele, como é que eu posso te explicar, a parte psicológica do ser humano atinge muito o outro ser humano, não é, essa parte do paciente suga muito. Mas a gente que gosta dessa parte, a gente nem liga mais, sabe, quer mesmo é dar conforto para o paciente... A gente aprende a lidar com esse tipo de paciente, aqui a gente costuma falar que a gente vive como uma família, porque o paciente oncológico não é um paciente do hospital geral que sai de uma cirurgia ou que vem tratar de uma queixa álgica e vai embora. Ele fica, e é um paciente que sempre está retornando, a gente sabe que ele vai retornar daqui a um ou dois meses, e a gente sempre vai estar identificando o paciente. Então a gente sempre fala, aqui é uma família, eles mesmos retratam isso, porque a gente já sabe tudo do paciente, ele não vai mudar muito. O hospital é bom ao paciente, infelizmente é um hospital que não tem muito o que se fazer pelo paciente. Quer dizer, ele faz, pena que é uma patologia perigosa, o paciente está sempre à beira da morte ou coisa assim...Lá no transplante, pelo menos, a gente vira uma família mesmo, porque dependendo do transplante o paciente fica durante três, seis meses direto com a gente. Então a gente acaba dando aquele conforto familiar para eles. O hospital é muito bom nesse sentido, pela equipe de Enfermagem que a gente tem. Então é isso, não sei se eu consegui te ajudar.

PESQUISADORA Sim, muito obrigada

[*Após desligar o gravador*]
Eu não falei, mas eu estou saindo daqui, este é meu último mês. Estou cansada. Preciso descansar, arejar a cabeça. Porque você sabe, eu trabalho na clínica à tarde e aqui de manhã. É muito cansativo. O Dr. O. falou para eu procurar você quando eu quisesse arranjar outro emprego, mas agora eu não quero. Preciso descansar. Eu faço terapia, busco equilíbrio pra tudo isso nos florais de Bach.

Depoimento nº 7

ESTADO CIVIL: SOLTEIRA
TEMPO NA INSTITUIÇÃO: 5 ANOS
CARGO: ENFERMEIRA ASSISTENCIAL
SEXO: FEMININO
ANO DA GRADUAÇÃO: 1994
SETOR DE TRABALHO: SEMI-INTENSIVA
TURNO DE TRABALHO: MANHÃ (7/13H)

Para mim, cuidar em oncologia é prestar assistência direta, porque aqui eu acho que nós prestamos assistência direta, mais tempo até do que outras instituições; está muito mais tempo presente, o tempo todo ao lado do paciente e da família. Apesar de que o auxiliar está muito mais com o paciente, até mais que o enfermeiro, porque... ele dá o banho, ele troca o curativo... porque aqui a enfermeira faz a assistência direta sim, ela faz cuidados em relação à curativos longos, à administração de quimioterápicos, mas o auxiliar ele está ali, na hora do banho eu acho que assim... é o maior contato. A enfermeira não faz banho, é difícil, ela até ajuda, mas assim, no contato com o banho é uma hora que você está bem mais próxima, é nessa hora que acontece muitas coisas, de você falar com a família e com o paciente. Nessa relação, assim, eu acho que o auxiliar, ele até tem uma probabilidade de se envolver muito mais do que o próprio enfermeiro. Em termos de probabilidade – não que o enfermeiro não vá se envolver mais do que o auxiliar, não é isso – eu acho que é uma coisa individual, é do indivíduo, é o aspecto emocional de cada um que conta nesta situação. E assim, na minha percepção, que trabalho na semi-intensiva, que são duas coisas: é um paciente oncológico, que assim, tem paciente que fica muito tempo internado e você acaba se envolvendo sim, com a família, com o paciente, tá; e tem aquele outro lado que você precisa atuar em situações de emergência, quer dizer, o paciente com problema cardíaco, renal, então você está o tempo todo em situações de emergência. Aqui é difícil ter administração de quimioterápicos, eu, particularmente, em um ano a gente fez uma administração de quimioterápicos, porque os pacientes aqui já estão semi-críticos, então não faz quimioterapia, porque eles não estão em condições clínicas para fazer. Então, eles não fazem quimioterapia aqui. Eles vêm para cá porque estão com alguma descompensação hemodinâmica, cardíaca e tal, mas eles ficam muito tempo, às vezes ficam... tem paciente que fica um mês, chega a ficar até 30 dias. Então você tem sim, a minha percepção em relação... já tem, vai fazer cinco anos que eu trabalho aqui, é que assim, a gente se envolve, mas não ao ponto, a gente também não pode se envolver ao ponto de sair daqui e isso interferir na sua vida. Você dá atenção ao que está acontecendo, ou vir trabalhar pensando: 'Pô, aquele paciente está lá ainda...' ou não sei muito bem, mas tem momentos em que você vai entrar, você pensa um pouquinho antes de entrar no quarto. Por exemplo, você pensa: 'Pôxa, ele já está aqui há tanto tempo...', você já não sabe mais o que você faz, e às vezes você fala: 'Pôxa, às vezes é bom, de repente, ele ir para um outro quarto, ficar com uma outra equipe', porque aí já tem bastante coisa envolvida, agora em outros casos não, outros casos o paciente fica tanto tempo, fica até 30 dias, 15 dias, e você não sente, não é que você não sente, você não..., algumas situações você não vê melhora, você sabe que ele não vai melhorar, que ele vai vir a óbito. E aí você tem aquela situação em que a família não aceita, não é, mas você sabe que ele vai vir a óbito, você só pode prestar os cuidados de enfermagem, que, na maioria dos casos, é higiene e conforto, porque clinicamente não tem nada para fazer. E aí você tem outro problema, que é aquela coisa, não, não vai poder mais ficar na semi-intensiva, porque clinicamente ele não vai melhorar, é um paciente que vai vir a óbito, então você tem que ir para outro setor onde ele vai receber assistência de enfermagem também até realmente o dia disso acontecer. Então aqui você tem aquela situação, nesta unidade, tá..., vem para cá os pacientes que eles não são fora de possibilidade terapêutica que a gente chama, eles estão com alguma descompensação hemodinâmica, não tem indicação de UTI, mas vão ser tratados aqui, vão, melhoram, vão para o andar, se melhorarem mais, ou fazem quimioterapia ou fazem cirurgia, depende do caso de cada um; outros casos não, o prognóstico dele fecha, ele realmente está muito complicado e vai chegar o momento que ele vai vir a óbito. Aí a gente fica numa situação que é assim: ele vai vir a óbito e você tem que transferir ele, tem que tirar ele daqui para outra unidade... Então, por um lado isso é muito, é meio chato com a gente, porque às vezes a gente tem que falar com a família. 'Não, olha', eu costumo dizer assim, 'ele vai para outro quarto, porque aqui a gente tem uma restrição do tipo não pode ver a toda hora...', você tem o horário de visita e o horário para a troca do acompanhante, então você fala assim: 'Ele vai para outro quarto, e lá você tem, é liberado visita...', é uma coisa que eu costumo dizer para a família porque fica meio chato, agora não tem muito o que fazer, ele vai para... ou então eu digo: 'Olha, a assistência de enfermagem...', quando a família é bem esclarecida, porque tem família que é bem esclarecida, a gente fala: 'Olha, a assistência de enfermagem que ele ia receber aqui, que é o que pode ser feito por ele agora, de conforto e higiene ele vai receber lá no andar...', e ainda você tem uma outra coisa que ajuda que é a família poder entrar e sair o tempo todo e poder estar mais perto do que aqui, que tem uma certa restrição. Então nesse momento também é ruim pra gente; outros não, que é esse caso que eu falei, quando a família é mais esclarecida fica mais fácil de a gente falar, não é, nessa situação. Mas assim, a pergunta direta que você queria saber, como que é o...

PESQUISADORA Eu gostaria que você me descrevesse sobre o significado deste trabalho para você, você está falando, você já falou muitas coisas importantes, continue...

É, eu acho que assim, a pessoa que trabalha com doença, e que trabalha num Hospital Oncológico, ela tem uma perda de energia, um desgaste muito grande durante o trabalho, seja no emocional e até no físico, pela própria carga de trabalho que a enfermagem exige. Mesmo que não fosse oncológico, você teria uma carga de serviço que eu acho que é desgastante; levanta peso, anda muito, então já tem isso. Além desse aspecto, o aspecto – não sei se eu vou dizer físico ou não – da carga de trabalho mesmo, tem um outro lado. Tem um lado emocional relacionado ao paciente-família, tem um lado emocional relacionado ao contato com os trabalhadores da mesma linha, que seriam os seus auxiliares e superiores, que também pode ter o desgaste emocional por conta disso. Então eu não descarto nada, descarto, eu considero tudo, considero o paciente-família, trabalhar com isso, com a doença, o paciente oncológico é um paciente que sofre muito, a gente vê que sofre muito, você lida com o sofrimento dele e com o sofrimento da família. Aí conta o seu trabalho físico, cabe o físico que você despende ali também, e o seu relacionamento com os seus superiores e na mesma linha que você está. Então tudo isso pode, você tem um desgaste emocional muito grande além do físico. Mas assim, pensando no que a gente normalmente costuma pensar, que é só falar, não, a gente lida muito com dor e sofrimento, eu acredito que a gente tem que ter um suporte, cada um, que não tem nada assim definido; olha, pessoal de enfermagem, tem que ter uma assistência psicológica, um tratamento, ou um acompanhamento, fazer uma terapia, digamos assim, para que tenha um suporte emocional para lidar com algumas coisas. Tem muita gente que pensa que precisa ter, eu acho que precisa ter sim algum suporte, não vou dizer que seria terapia com psicólogo, alguma coisa assim, que te alivie, que faz bem para você, que... você goste.

PESQUISADORA Você está falando, provavelmente, o que alivia a sua pode não aliviar a minha.

É aí, é nesse ponto que eu queria chegar. Eu acho que, é isso mesmo que você falou, o que alivia você não é o que alivia o outro. Então cada um procura em um determinado momento o que vai te compensar, digamos assim, que seja essa perda de energia que você teve, o que vai compensar você, essa perda de energia que te desequilibrou fisicamente e emocionalmente, alguma coisa que você vai buscar fora, que não é no emprego, com certeza, que vai te compensar, seja lá a família, seja uma terapia, como a que eu faço com o psicólogo, ou alguma outra prática alternativa de saúde que te alivie. No caso eu, eu sou especialista em terapia floral, então uma coisa que me ajuda bastante em alguns determinados momentos..., e na época quando eu procurei fazer essa terapia não foi nem para atender outras pessoas, foi para mim – apesar de que eu tenho o título para atender à outras pessoas – mas na época foi para mim. Então eu tomo muito, porque

O CUIDAR EM ONCOLOGIA **71**

assim, eu não faço terapia aí fora, com um psicólogo; é uma coisa que me compensa, nesse sentido me compensa sim. Porque a gente trabalha com essa situação que eu te falei, com dor e sofrimento, lidamos com o paciente, com a família. Aí tem a carga física também, que você trabalha muito – que a enfermagem exige isso de você – você anda, você levanta peso, você é cobrada o tempo todo, seja do paciente, da família, do médico, do seu supervisor, do seu auxiliar, e de você mesmo. Então você tem que ter algum suporte, no caso eu acho que cada um busca uma coisa que te dê esse apoio; eu vejo do outro lado, quando a pessoa não busca isso, você começa a ficar doente, você tem, ou fica com dores, você entra de licença, você vem trabalhar mal humorado, tem muitas coisas. E não vou dizer também que as coisas que a gente faz, ou uma terapia, ou outra coisa para te compensar resolve, porque nem sempre resolve, às vezes dependendo do caso você até pode ficar doente também. Então, eu acho que para fechar seria isso, eu acho que para a gente, pelo fato de trabalhar com dor e sofrimento e todas as coisa que acabam acontecendo no hospital, que é essa coisa que eu falei, ser cobrada por você mesmo, ser cobrada pelo médico, pelo paciente, pela família, pelo supervisor, pelo seu subordinado. Além de todo o dispêndio de energia e carga emocional que você perde com todas essas relações, porque são relações, eu acredito. Então você precisa sim de alguma coisa para te compensar, agora o que vai ser..., o que vai ser isso vai depender da sua busca, do que você vai buscar para te compensar. Então assim, o fato de trabalhar num hospital e o fato de trabalhar com Oncologia, com o câncer, aumenta ainda mais a carga emocional que você despende, o fato de trabalhar com o câncer, não sei. Eu acredito que as pessoas precisam buscar alguma coisa para compensar esse lado, não vou dizer só emocional, porque você perde energia física também, fica muito cansado... Essas coisas estão muito ligadas... eu não sei se seria aí nesse ponto que você queria chegar, mas eu acho que...

Pesquisadora Eu vim mesmo ouvir a sua percepção sobre o cuidar em oncologia, eu tenho a minha, mas ela sozinha não pode virar pesquisa. O seu discurso pode ser parecido com algum outro ou pode ser completamente diferente, mas isso não importa, ele me será útil, pode ter certeza.

Então, essas coisas que eu falei, eu abordei esse lado. Mas tem a coisa que se fosse somente desgastante e somente porque você precisa do dinheiro, você não ficaria aqui, eu acho que ninguém ficaria na enfermagem. Acho que tem o lado compensador também; se fosse só pelo dinheiro, eu acho que o auxiliar e o enfermeiro fariam outra coisa. Eles se virariam de outro jeito, quer dizer, então não é só isso, se fosse uma coisa que fizesse só mal para o indivíduo ele não fica, seja na enfermagem ou em outra profissão; ele vai buscar uma outra profissão, vai fazer outra coisa, se vira, dá um jeito. Então não é só coisa ruim, eu acabei falando desse lado porque é muito forte mas, não é só coisa ruim... A gente tem uma compensação, essa compensação traz satisfação para, se a gente não se sentisse satisfeita para realizar aquela atividade ou não tivesse um retorno nela, em um determinado nível, a gente não fica; indivíduo nenhum fica, se ficar ele vai acabar saindo por algum problema, por exemplo ele vai ficar doente ao ponto de não exercer mais aquela atividade, vai ter que trocar. Estou aqui há cinco anos, cinco anos. Agora nesse setor vai fazer quatro anos e, são muitas as coisa que vão satisfazer a gente. Você chega aqui, você conhece o paciente, você conhece a família, você conversa com eles. As coisas que você faz em algum momento trazem alegria e conforto para ele e ele manifesta isso, isso daí são coisas que vão satisfazer você. Então você fica contente, dá uma satisfação pessoal, então é o lado compensatório de todas essas dificuldades que eu falei. Então, assim, no teu trabalho, no teu cotidiano, tem o potencial de satisfação, que você normalmente tem retorno ou naquele dia, ou em outros dias e que compensa os outros lados em algum momento. Mesmo assim você tem que buscar algo fora. Não vou dizer que é maior, talvez até seja maior, mas você também lida com coisas suas; então você tem que buscar coisas fora, você tem que buscar fora alguma coisa assim, mas a satisfação pessoal no que você faz você tem que ter, senão você não ficava, eu acho, você não ficava, não sei se você consegue ter nas suas atividades. O fato de conseguir perceber que o outro ficou satisfeito com aquilo, até o fato de

O CUIDAR EM ONCOLOGIA **73**

saber que ele está feliz, que ele está melhorando, porque ele também melhora. Então quando você percebe que ele melhora, você também fica contente com isso. São os lados bons do trabalho, às vezes até um elogio por um procedimento que você fez, ou às vezes só uma conversa que você teve e que não tinha nada a ver com aquilo, você conversou com ele e ele se sentiu esclarecido. Às vezes alguma coisa que algum outro profissional deveria ter esclarecido, não esclareceu e, em algum momento, estava causando alguma dúvida para ele que estava incomodando; você consegue esclarecer e você não sabia que aquilo era um problema para ele, e só depois que você conversou e viu a satisfação dele, isso aí também te satisfaz. Então é um retorno à profissão que você tem, compensa, mas mesmo assim eu acho que a pessoa tem que buscar alguma coisa fora. Acho que seria isso.

Depoimento nº 8

ESTADO CIVIL: CASADA
TEMPO NA INSTITUIÇÃO: 3 ANOS E 7 MESES
CARGO: ENFERMEIRA ASSISTENCIAL
SEXO: FEMININO
ANO DA GRADUAÇÃO: 1989
SETOR DE TRABALHO: SEMI-INTENSIVA
TURNO DE TRABALHO: MANHÃ (7/13H)

Bom de início, como é o seu nome? Regina, eu nunca pensei em estar trabalhando com Oncologia, eu sempre trabalhei em Cardiologia e é a primeira experiência realmente aqui na Instituição em Oncologia. Anteriormente eu trabalhava com Oncologia, mas era muito superficial, agora que eu estou realmente lidando com estes pacientes. Bom, no início, eu senti dificuldade foi na parte psicológica mesmo, de lidar com isso, de estar conversando com o paciente quando ele vem dizer que está com medo, que tinha medo de morrer, essas coisas. Então, nessa parte psicológica, às vezes, senti dificuldade de verbalizar com o doente. Eu levava muito a dor, até... me emocionava junto com o doente, é ainda assim até hoje. Mas, assim, lidar com o doente mesmo, em si, é como eu sinto o seguinte: ele só tem o tumor, a doença degenerativa, mas que ele também tem doenças associadas, que a gente também tem que ver ele como um todo; tanto a parte cardíaca, como a renal, a gente também está avaliando tudo isso. Então, eu creio assim, a assistência é exigente, eu tive que ver essa parte, além do tumor e da parte psicológica também. Creio que dificuldades mesmo, na assistência, não; só mesmo nessa parte psicológica, toda a equipe e a gente também sente, a família e tudo mais. Não sei se é bem isso que você está querendo falar...

PESQUISADORA Sim é isso mesmo...

Então é isso que eu senti até agora, me adaptei bem ao serviço, à patologia. Antes eu pensava assim, eu trabalhava na UTI, depois fui trabalhar na UTI geral e quando vinham pacientes se internar, fazer internação: 'Ah, é um tumor tal, precisa ficar no respirador...' Eu ficava pensando para quê que este paciente vem para cá se não tem prognóstico, não é? Mas agora eu já penso diferente, estando aqui a gente vê como a família, o esforço de manter esse parente vivo. E também você já sente que realmente não é aquilo que eu pensava antes, não ter que dar mais chance. Eu acho que tem que ter chance até onde puder, vendo que tem alguma solução e não deixar o paciente sofrer, mas até onde ele possa ter uma boa condição de vida. É isso que eu senti anteriormente.

Depoimento nº 9

ESTADO CIVIL: CASADA
TEMPO NA INSTITUIÇÃO: 4 ANOS
CARGO: ENFERMEIRA SUPERVISORA
SEXO: FEMININO
ANO DA GRADUAÇÃO: 1987
SETOR DE TRABALHO: CENTRAL DE QT
TURNO DE TRABALHO: 8H/DIA

A minha opinião é de quem... partindo do princípio que eu tive uma formação assistencial, então eu trago muito do que eu tive na faculdade, eu viso muito à assistência, acho que a enfermeira tem que estar ali, lado a lado com o doente, não só prescrevendo ou fazendo plano de cuidados para que o auxiliar execute. Ela também tem....e, mesmo o paciente, falar assim, paciente SUS ou paciente carente, não, o paciente diferenciado também quer a sua atenção. Já trabalhei com paciente diferenciado e eu vi que a carência é a mesma. Então, hoje em dia se exige muito, administrativamente, do enfermeiro, tem mil e uma questões para serem resolvidas, para delegar, para coordenar e sei que muitas vezes a visita dele se limita apenas a uma visita formal, na beira da cama e, acho que isso deixa a desejar, acho que isso está faltando complementar na assistência oncológica, porque o paciente oncológico é um paciente complexo, de muita carência, de muito medo. Você chega perto e ele te despeja uma série de coisas, às vezes você não tem nem capacidade de assimilar tudo aquilo, é medo da morte, é insegurança se o tratamento vai dar certo ou não, você é muito questionada. O que eu percebo hoje é que você tem tanto questionamento por parte do paciente que, às vezes, você nem arrisca a tocar no assunto, você passa meio por cima, pensa vou entrar rapidinho, vou sair porque este paciente é problemático. Se eu começar a conversar não vamos parar mais, aquelas coisas... Então, muitas vezes, a enfermagem pela situação, pela estrutura dela, o profissional acaba passando batido em algumas questões. Muitas vezes a gente não está ali para resolver, mas para ouvir, seria o caso. A gente ouviu sobre cuidados paliativos... quantas coisas a gente está deixando a desejar (referindo-se a um congresso que estivemos juntas nos últimos dias). E, por outro lado a enfermagem oncológica é um tema atual, eu com dez anos de formada agora que estou aprendendo oncologia. E para aprender você tem que estar ali, dentro da instituição, e também vejo a necessidade da especialização. Não da especialização, da atualização do enfermeiro. Você vê, os enfermeiros recém-contratados não sabem nada de químio, não sabem nada de onco e isso, quando a instituição oferece, por que não ir atrás? Então o que eu sei hoje eu não aprendi na faculdade, fui atrás, investi tempo e dinheiro. Também tem aquele profissional que é de tocar serviço. Ele pensa: eu não quero, pra mim está bom, daqui vou embora, vou para outro hospital e não tem o envolvimento. Você percebe vários tipos de perfis profissionais na área, enfim, a assistência de enfermagem na oncologia tem melhorado muito. A gente está tendo mais consciência, tipo não meter a mão em cumbuca, principalmente em relação à quimioterapia, ter conhecimento dos equipamentos de proteção, as leis que protegem a gente e acaba exigindo que a empresa reconheça aquilo e que te dê condições boas de trabalho. Eu acho isso muito bom. O que mais que falta? Que eu vejo, acho que é mais este lado mesmo. Acho que a enfermagem tem que desenvolver mais este lado humano e não só deixar eles limpinho, cheirosinho, os drenos medidos, todos os volumes anotados, os planos executados e, às vezes, aquele paciente não sabe nem o nome da enfermeira. Dessa forma ele fica meio perdido, é verdade, isto que eu tenho notado. Então, essa coisa, essa essência de assistência vem com a gente, vem da escola onde você fez e é muito importante. Eu não consigo perder isso e é possível você dar isso, Regina. Dar esta atenção, tipo assim: você se importa comigo. Então aquela enfermeira grandona, ela me escuta, a outra não, ela bota a cara na porta e sai, então à tarde vou falar com a enfermeira grandona porque ela me ouve, coisas assim acabam destoando de certa forma do resto porque não é essa mesma linha de compromisso. E você pode ser a enfermeira eficiente, tecnicamente boa, cientificamente integrada à oncologia e a enfermeira assistencial, enfermeira de cabeceira mesmo. Em termos de oncologia nosso hospital está muito bom, é uma linha de atendimento bem humano. Não vou entrar em detalhes dos outros hospitais onde a gente trabalhou (referindo-se a um outro lugar onde atuamos juntas), eu vejo que aqui cobram de você assistência, não que você seja secretária do médico, por exemplo, estar bonitinha, cheirosa no posto de enfermagem para recepcionar familiares. Não, você está aí, você sabe o nome de cada paciente, sabe a patologia, principalmente o oncológico, você cria vínculo, ele está aqui toda semana. Interna e fica um mês, a gente sabe de toda história, da gravidade. Quando tem possibilidade de cura, quando já não tem mais. Não tem como. Você cria vínculos e acho que é reconfortante, gratificante. Às vezes você ouve coisas tipo assim: 'Eu nunca pensei em encontrar pessoas tão boas que pudessem me ajudar tanto numa hora dessas'. Você ouve isso. Então, você está aqui fazendo seu trabalho, mas você não vai falar pra ele assim: eu faço isso porque é minha obrigação, não é. Você tratou ele diferente, porque ele não falou isso para todo mundo, você deu um toque diferente nele. É verdade, isso é tão gratificante, eu acho. O processo de enfermagem é um instrumento importante para nos auxiliar na assistência, ele realmente mostra como está o estado biológico do doente, dá todos os débito, os sinais e sintomas e etc, mas eu não me prendo a ele, acho que não devemos nos prender a ele.

Depoimento nº 10

ESTADO CIVIL: CASADA
TEMPO NA INSTITUIÇÃO: 5 ANOS
CARGO: ENFERMEIRA ASSISTENCIAL
SEXO: FEMININO
ANO DA GRADUAÇÃO: 7 ANOS
SETOR DE TRABALHO: CENTRAL DE QT
TURNO DE TRABALHO: TARDE (13/19H)

Para mim a assistência de enfermagem ao paciente oncológico é um trabalho como outro qualquer, é como qualquer pessoa que precisa de um emprego, é um profissional especializado e tem uma profissão e ele exerce aquela profissão, vai para o trabalho, realiza o trabalho dele e volta para casa. Eu acho que é dessa maneira que eu vejo a enfermagem. Eu venho para o hospital, aqui é meu local de trabalho, vou executar as tarefas que eu tenho que executar, sempre visando executá-las da melhor forma possível, que a gente sabe que a enfermagem é uma coisa dinâmica, que a gente precisa estar se atualizando, precisa estar lendo, estar estudando. O atendimento para cada paciente é uma coisa muito específica. Está além de toda destreza manual, de toda parte técnica. Acho que é importante também você ter a sensibilidade, olhar para o doente e saber qual é a ansiedade dele naquele momento. Se é a demora no atendimento, o que você vai fazer para agilizá-lo, se é medo do medicamento, o que você vai falar para ele para diminuir esta ansiedade, se é preocupação com o filho que deixou em casa, com a família ou então o paciente está muito deprimido, ansioso, às vezes desabam com você. São coisas... Existem pessoas específicas para fazer isto, mas ali, naquele momento, eu estou mais próximo, é comigo que ele quer desabafar, nem que eu não vá tomar nenhuma conduta para resolver aquele problema dele, nem aconselhar, nem nada, apenas ouvir algumas palavras que podem diminuir a ansiedade. Então, nesse aspecto, é um trabalho técnico que precisa de conhecimento científico, de atualização e precisa ter muita sensibilidade. Você está tratando com pessoas diferentes. Tem pessoas que não gostam que converse muito e queira saber da vida dele; tem pessoas que gostam de conversar. Você tem que saber atender a cada paciente de maneira... sem mudar a sua personalidade. Não é porque o paciente gosta de rir, de pessoas que sorriem, que eu vou ficar rindo o tempo todo. Não, eu sou eu, M., sou desta maneira assim, sabendo respeitar o momento do paciente e, acho assim, os pacientes esperam muito da enfermagem e eu não sei até que ponto a gente pode fazer esse muito que eles esperam, porque tem muitas coisas que têm que ser divididas com outros serviços, assistente social, psicologia, psiquiatria e a gente acaba fazendo, muitas vezes, esse papel. Não sei, para mim acho que é isso. Não faço, não vejo a enfermagem como caridade como muitas pessoas vêem, um trabalho de caridade; então eu posso ganhar qualquer salário, salário baixo e tudo bem, pensando é isso que eu gosto de fazer? Não, não é, eu gostaria de ter uma remuneração melhor até para poder investir na reciclagem, fazer cursos, comprar livros e para mim também, eu preciso estar bem para poder trabalhar bem. Então, não vejo como caridade como muita gente vê. É um trabalho como outro qualquer e eu tenho que executá-lo da melhor maneira possível.

PESQUISADORA Muito obrigada.

[*Depois de desligar o gravador*]
Eu adoro cuidar do doente, não gosto da área administrativa. Não gostaria de ser supervisora nunca. Olha, para mim, não tem proce-

dimento difícil, medicamento novo, parada cardiorrespiratória, reação alérgica. Você tendo médico e materiais e medicamentos de urgência, tudo bem. Eu sei o que fazer. Não tem problema. O que me chateia é quando eu não posso resolver, coisas que pertençam a outros setores. Por exemplo, aquela paciente esperando, o prontuário não desce, a prescrição demora, a QT não fica pronta, o doente te cobrando, isto eu acho chato, mas o resto tudo bem.

Depoimento nº 11

ESTADO CIVIL: SOLTEIRA
TEMPO NA INSTITUIÇÃO: 1 ANO E 9 MESES
CARGO: ENFERMEIRA ASSISTENCIAL
SEXO: FEMININO
ANO DA GRADUAÇÃO: 1997
SETOR DE TRABALHO: UI
TURNO DE TRABALHO: TARDE (13/19H)

Bem, eu tenho duas experiências em relação à oncologia: uma em relação ao fato de ser enfermeira e outra em relação a ser acompanhante de paciente, porque minha mãe tem câncer de mama e ela trata aqui no hospital. Então, eu acho assim, é uma coisa muito complexa, uma coisa muito... a parte técnica é muito difícil, a gente tem que dominar muito bem. Eu escolhi a oncologia porque acho que, das áreas que a enfermagem pode trabalhar, das especialidades, é a mais complexa, eu escolhi porque eu queria isto mesmo, acho que é a área que mais exige, todas as áreas exigem, mas acho que na oncologia você tem que ter maior conhecimento possível, porque lida com pacientes que têm certas patologias associadas ao câncer. Por coincidência, justamente, quando decidi ir para a oncologia, minha mãe fez diagnóstico de câncer. Para mim é muito complexo este lado técnico e tem também o lado psicológico, às vezes eu me identifico com a família e a estrutura do hospital não permite, assim, a estrutura do trabalho não permite que a gente tenha uma aproximação muito grande com a família e com o paciente. Porque a gente tem que cumprir uma série de tarefas, rotinas que têm que ser cumpridas e, muitas vezes, o que te avalia enquanto profissional dentro de uma instituição é sua habilidade de cumprir aquelas tarefas, então, às vezes, isso faz com que você...., dificulta você de se aproximar da família, então, para mim isso é uma dificuldade muito grande de me aproximar mais, de dizer: 'Olha, eu entendo o que está passando'; às vezes eu falo isso a alguns pacientes ou acompanhantes. Às vezes eu falo que entendo eles, mas eles parecem que não entendem porque não sabem da vida da gente, eles não sabem o que a gente tem a oferecer. Às vezes, eu falo que eu entendo, porque eu tenho o outro lado da situação também. Então, isso para mim é muito difícil, às vezes desgastante, porque eu estou olhando um paciente que tem a mesma doença da minha mãe e sinto tratar esta pessoa, sei lá, de uma forma diferente. Acho que mudou, o fato de ela ter ficado doente mudou meu relacionamento com o paciente. Às vezes, eu acho que a gente tem que entender, deixar de se impor, acho que a relação tem que ser uma relação de igualdade. O cuidado para estes pacientes aqui do hospital, eu fiz estágios, não tenho experiências profissionais com outro tipo de doentes, mas para mim o doente de câncer, com o tempo ele vai aprendendo, ele vai entendendo o cuidado, ele tem mais liberdade de escolher. Então a gente tem que ter a consciência que o nosso cuidado também depende da escolha do paciente. Então, na verdade, alguns falam que não querem fazer assim, querem fazer de outro jeito e, a gente acaba deixando de ser impositiva, de ser uma pessoa que impõe. Porque a enfermagem tem esta atitude de querer mandar e, por outro lado, você... na hora que está prestando seu cuidado é uma coisa que você tem que se aproximar do paciente e perguntar se ele concorda ou não. Às vezes, assim, acho que é muito desgastante, porque é um paciente que, de uma hora para a outra, o estado físico dele muda muito rápido, às vezes ele não consegue entender quão rápido isto muda. Um dia ele está bem, no outro ele veio a falecer e é um processo muito rápido; isto é uma coisa que desgasta muito. Por outro lado, acho que o trabalho em oncologia é recompensador. Hoje mesmo veio uma paciente aqui que vem sempre, ela faz tratamento com a gente, então tem aquela coisa de..., se aproxima muito, vem compartilhar com a gente os avanços deles, que estão bem. Esta parte recompensa muito, o reconhecimento profissional da gente. Reconhecimento do paciente, reconhecimento da família, percebi que aqui tem muito isso. Tem alguns atritos, é claro, a gente está lidando com o ser humano e, às vezes, eu mesmo, tem dias que eu não estou bem para ser enfermeira, mas você tem que dar conta do recado. Assim, eu gosto muito da oncologia apesar de as pessoas me perguntarem como eu consigo fazer as duas coisas ao mesmo tempo, é porque eu gosto. Eu não consigo me ver fazendo outra coisa. Desde o meu segundo ano de graduação é o que eu quis fazer. Acho que é isto.

Depoimento nº 12

ESTADO CIVIL: CASADA
TEMPO DE INSTITUIÇÃO: 1 ANO E 6 MESES
CARGO: ENFERMEIRA ASSISTENCIAL
SEXO: FEMININO
ANO DE GRADUAÇÃO: 1985
SETOR DE TRABALHO: UI (8º ANDAR)
TURNO DE TRABALHO: TARDE (13/19H)

O cuidado de enfermagem em oncologia, para mim, é uma atenção redobrada porque eles têm muitas instabilidades, principalmente pós-quimioterapia e radioterapia, são muito instáveis. De repente, eles estão calmos e tranqüilos, daqui a pouco estão já com distúrbios eletrolíticos, sinais vitais, metástases que surgem. A quimioterapia que o deixa com neutropenia. Então, são muito instáveis os pacientes oncológicos e, por isso mesmo, eles também são muito, não digo inseguros, mas eles têm o pavor da doença em si, das intercorrências que acontecem com o paciente, com ele próprio. Então eles são muito inseguros emocionalmente, eles exigem que a gente demonstre segurança e carinho, porque eles reclamam mesmo quando a pessoa entra de mau humor, aparentemente de mau humor, sem um sorriso... então, eles se sentem muito sozinhos, às vezes com medo de morrer e por isso mesmo a parte emocional da gente tem que estar mais estruturada. A gente necessita de ter um apoio, não digo de ser fria no atendimento, fria assim... porque, às vezes, a gente se emociona com um caso ou outro, mas a gente tem que evitar se envolver o máximo que puder, porque depois a gente acaba chateada, vai para casa chateada com certos óbitos, que acaba conhecendo os pacientes. Assim, procurar não envolver isso com a família da gente, porque senão a gente vai ficar complicada, o lado emocional acaba perdendo estrutura e acabamos atendendo mal o paciente também. Então, eu acho que a gente tem que, o profissional que trabalha com o paciente oncológico tem que ser, não digo forte emocionalmente, mas equilibrado, carinhoso, gostar do que está fazendo, senão não fica no hospital. Eles são muito inseguros, questionam tudo, você tem que ter muita paciência. É isso. A gente tem que ser muito humano mesmo. Tem que ter aquele dom, senão não agüenta. Eu sempre falo para os funcionários novos que os pacientes são muito delicados e o vínculo deles, dos auxiliares, é ainda maior, eles entram no quarto de duas em duas horas, durante o banho que é demorado, eles ficam mais com o doente do que nós enfermeiros.

Depoimento nº 13

Estado civil: solteira
Tempo na instituição: 3 anos
Cargo: enfermeira assistencial
Sexo: feminino
Ano de graduação: 1996
Setor de trabalho: UI (SUS)
Turno de trabalho: noturno (19/7h)

Eu nunca trabalhei com outro tipo de doente, sempre trabalhei com oncologia, desde a faculdade; eu fiz estágio no Hemocentro, fiquei lá por dois anos e, depois, entrei aqui. E então, eu não sei fazer outra coisa, não sei cuidar de outro tipo de doente. Já me acostumei com este tipo de doente (risos). Então, assim, eu..., o que eu posso fazer por ele, eu trabalho em um andar que é do SUS; os pacientes de lá são extremamente carentes, demais mesmo, muitos deles não sabem nem o que eles têm na verdade. Tem muitos que a família leva e larga lá e, não vem buscar, é tudo muito lá com a gente, sabe... É bem diferente da noite que eu passei aqui (esta enfermeira estava substituindo em um outro andar). Os pacientes são bem orientados, querem tal remédio para tal coisa... o que eu vejo lá embaixo, o que eu penso fazer, é dar muita atenção para eles, é o que eu tento fazer, é diferente daqui que eles tem família em cima, no SUS não pode nem ter a família, tem um horário limitado de visita; isso eu acho injusto pra caramba, porque eu acho que eles tinham que ter, do mesmo jeito que os conveniados tem acompanhante. Por mais que o acompanhante lá embaixo fique numa cadeirinha, eu acho que ia ser muito bom para eles. A família ali direto, estar acompanhando o tratamento, eles ficam muito mais tranqüilos quando tem perto uma mãe, o marido, um irmão. Os pacientes que ficam, que a gente pode estar autorizando, eles ficam mais tranqüilos, são bem mais cuidados, eles são super interessados. O pessoal do SUS, os que não abandonam, os que ficam, são super interessados. Então, assim, a gente sempre está junto tentando ensinar as coisas pra família, porque eles ficam pouco tempo internados. Os médicos mandam embora para casa mesmo, diferente daqui. Eles fazem o que precisa e mandam embora para casa e é difícil porque eles não têm dinheiro para estar bancando alguém em casa. A gente está sempre ensinando as coisas para eles, pacientes traqueostomizados... pego a família e ensino como é que cuida. Isso é o que mais eu sei fazer, orientar a família para cuidar, ajudo no que eu posso. Todo mundo que pede para ficar eu deixo (risos). De manhã, todo mundo vai embora, mas de noite fica todo mundo que quer. Eu acho super importante a participação da família porque depois são eles que vão cuidar em casa. Deixa-me ver o que mais eu tenho para lhe falar... eu acho que os pacientes mais complicados são os pacientes hematológicos, assim, de linfomas, de leucemias de adultos, tem um prognóstico pior, além de ter um mau prognóstico, têm mais complicações, requerem mais cuidados. Agora, os pacientes cirúrgicos são mais tranqüilos, mesmo quando é uma cirurgia grande. Geralmente vem fazer a cirurgia, um ou outro que tem alguma complicação, mas vão embora bem, sempre acabam voltando depois... mas a maioria fica bem, os que ficam maior tempo com a gente são os pacientes hematológicos. Ah! o que mais... acho que o que melhorou a assistência foi a implementação da SAE (Sistematização da Assistência de Enfermagem) melhorou muito mesmo, a assistência dos auxiliares inclusive. À noite é bem diferente do dia.

PESQUISADORA Como diferente? fale sobre isso.

O que mais a gente faz à noite é escrever, escreve pra caramba. Temos 43 pacientes e 16 pacientes são prescritos e evoluídos à noite, é bastante coisa. O bom é que a gente faz muitos procedimentos aqui, auxiliares fazem muito pouco. É bom porque a gente tem bastante contato com o doente, sobrecarrega um pouco a gente, mas eu gosto. Prefiro realizar procedimentos a escrever. Deixa eu ver o que mais... eu sempre trabalhei à noite, no começo eu era substituta, cobria todos os andares, inclusive a pediatria, eu não gostei da pediatria, as crianças daqui são muito espertas, eu ficava impressionada, não gostei. Adulto é mais tranqüilo, você sabe o que ele está querendo, flui melhor. Aqui, como é convênio, os pacientes, às vezes, te solicita à noite para umas coisas bobas que podiam ter sidas resolvidas durante o dia. Lá não, lá é diferente, eles queixam quando precisam, quando eles estão com dor, quando estão sentindo alguma coisa. Outra coisa é isto, a dor, ainda bem que os médicos deixam bastante coisa pra dor, porque eles têm muita dor, mesmo assim a gente tem que estar em cima. Tem também aqueles pacientes que ficam sedados, que a gente faz tudo por eles também. Geralmente os pacientes que entram com sedação ficam sozinhos. A família vai embora, não tem cuidado com eles, então a gente faz o que pode. Tem tanta coisa pra falar e, às vezes, a gente acaba esquecendo algo. Eu gosto de fazer... o que eles me pedem eu faço. Tem gente que adora ficar escrevendo, eu não, eu gosto de estar fazendo coisas. Não sei deixar para amanhã, tenho muita, muita dó... não é dó, eles estão tão deprimidos, é raro um ou outro que está alegre, contente porque está vendo algum resultado, são muito poucos. A maioria está prostrada, está triste, desanimada, nunca tem um bom resultado... Na mama, os pacientes de convênios são tratados diferentes, os titulares nem vem ver os pacientes do SUS. Pôxa vida, não sei por quê. Eles fazem os mesmos protocolos, mas não são visitados igualmente. Já aqui, ontem veio um médico às 2 da manhã conversar com a esposa que ficou esperando, imagine que lá pode ficar a família querendo saber alguma coisa! A gente faz o que pode, mas tem coisa que a gente também não sabe. A gente fala o que está vendo, que ele está bem, aconteceu isto, ele vai receber isto, a gente faz o que pode porque a família também fica ansiosa; só que aqui ela acha que tem o direito de saber, lá já não. Eles dizem: 'A gente fala com o médico amanhã, que horas ele passa para gente esperar por ele?' E, às vezes, não podem subir, o médico passa muito cedo, eles não podem ficar junto. Eles passam por tudo isto, que eu acho que são muito triste estas coisas de SUS por aqui. Não é só aqui, acho que são em todos os lugares, mas eu não troco o 4ª andar por nenhum outro andar (RISOS). Fiquei tão triste de ter vindo pra cá esta noite. Aqui o que mais me incomoda são os acompanhantes, eles são mais exigentes; às vezes, não são coisas que você pode estar resolvendo, às vezes nem o médico, às vezes é coisa de porta de não sei o quê, a noite você não pode resolver, ficam te cobrando, aquela hora? Lá não, você tem muita liberdade de trabalhar, muito mais tranqüilo, eles aceitam muito mais as coisas. Aqui não. Lá eles confiam em você, eles acreditam que você sabe o que é bom para o doente, o que é necessário. Sempre agradecem tudo o que você faz.... eu adoro lá. Posso ficar com os 43, não quero sair de lá... Espero ter ajudado você.

Depoimento nº 14

ESTADO CIVIL: SOLTEIRA
TEMPO DE INSTITUIÇÃO: 3 ANOS
CARGO: ENFERMEIRA ASSISTENCIAL
SEXO: FEMININO
ANO DA GRADUAÇÃO: 1996
SETOR DE TRABALHO: CENTRAL DE QT
TURNO DE TRABALHO: MANHÃ (8/14H)

Eu acho que tem dois lados: primeiro que uma enfermeira oncológica tem que ser uma enfermeira que conheça profundamente a doença oncológica e conheça profundamente as particularidades de um doente oncológico, todos os...., por exemplo, os cateteres, é um cuidado muito específico. Não é qualquer pessoa que sai da faculdade que pode cuidar de um paciente oncológico. Tem esse lado e tem o lado psicológico do paciente nosso. Então, para você cuidar de um paciente oncológico, você aprende, com o tempo, que tem que se ter muita sensibilidade. Existem uns pacientes que querem que você pegue eles no colo, mais ou menos, existem aqueles que não querem, eles querem ficar na deles e tal, é muito importante que você tenha esta sensibilidade para tratar com eles, pra você perceber de antemão, perceber que tipo de paciente você está lidando, aquele que quer que você chegue e aquele que não quer que você chegue. Aquele que quer desabafar e aquele que não quer. Sendo que é importante que também você tem, sinta o direito de querer ou não querer. Nos dias que você quer e nos dias que você não quer. Não está disponível para isso. É um cuidado que exige muito de você no lado psicológico. Tem dias que você sai do seu trabalho completamente esvaída de energia, porque eles sugam você, eles querem tudo e, você tem que dar. Além disso, o paciente oncológico não é um paciente como outro qualquer de um hospital que chega, você tem um contato com ele, por exemplo um paciente cirúrgico, ele vai embora depois e acabou. É um contato mínimo. Não, na oncologia não é assim; ele se torna um amigo seu, uma pessoa que você, por mais que não queira, você tem uma relação e um envolvimento com ele. Porque ele vem muitas e muitas vezes, ele conhece você e ele te chama pelo nome, ele sabe coisas da sua vida também. Porque quando você troca as coisas com ele, você acaba contando as coisas da sua vida, então você participa da vida dele e ele da sua. E você participa, na maioria das vezes, da piora dele, porque infelizmente essa é nossa realidade, ainda, porque a maioria deles vem de uma forma... e, a cada dia, vai piorando, piorando, piorando....e você vai acompanhando, passo a passo. Desde o início, desde a primeira vez que ele veio, que você deu a informação, que você explicou para ele o que seria aquele tratamento e ele confiou em você, até o dia que vai morrer... e você vai ficar sabendo, porque a família dele vai te dizer que ele morreu e ele vai chamar você quando ele estiver internado. Porque é em você que ele confia, é você que ele quer ver. Então eu acho que é uma coisa..., você

O CUIDAR EM ONCOLOGIA **87**

tem que ter conhecimento científico e também muito preparo emocional para tratar com isso e não prejudicar a sua vida pessoal.
[*Após desligar o gravador*]
É assim. Hoje mesmo veio uma garota aqui me pedir para ir ver a mãe dela que está internada e que não pára de falar em mim. Eu tive de prometer que ia.

Depoimento nº 15

Estado civil: solteira
Tempo de instituição: 4 anos
Cargo: enfermeira assistencial
Sexo: feminino
Ano da graduação: 1994
Setor de trabalho: Central de QT
Turno de trabalho: manhã (8/14h)

Cuidar de paciente oncológico é muito difícil, porque assim... ele não tem só a patologia, câncer, ele tem a patologia e tem uma carga, muito grande, de que ele vai morrer, de que precisa de alguém para lhe salvar e aí ele se apega muito às pessoas que estão perto dele, ao médico, mas muito mais à enfermeira que está próxima, muito mais próxima dele. Então, você se sente meio como tábua de salvação e com muita responsabilidade em cima disso. Você tenta se dar de todas as formas, tenta dar o seu melhor, pra poder atender as necessidades dele. Aqui na central de quimioterapia, a gente ainda não implantou a SAE (Sistematização da Assistência de Enfermagem), mas assim, a gente fala muito com os pacientes, fala muito com os funcionários a respeito disso, é uma coisa mais verbal, mas procuramos realizar os cuidados com os pacientes de acordo com a prescrição médica e de acordo como ele chega aqui na central. Então, têm determinadas drogas quimioterápicas que exigem alguns cuidados específicos na administração; então você se detém a isso, mas, às vezes, ele chega aqui com outras queixas que não tem nada a ver com o tratamento quimioterápico e, às vezes, você começa encaminhar para outros setores. Então, tem todo este intercâmbio. Se ele chega com queixa álgica, você vai solicitar o plantão, vai encaminhar para outros departamentos para solucionar isso. Mas sinto que eles têm muita confiança na enfermagem, nesse sentido. A gente, às vezes, fica até meio com medo, porque você não consegue ser a salvação dele. Você faz o melhor que pode, mas nem sempre consegue atingir o objetivo. Então, se criam vínculos também com os pacientes; muitas vezes se sofre com isso também, aí você fica sabendo que foi a óbito, é muito difícil você lidar com isso. Você acaba conhecendo a vida do paciente, ele acaba confiando demais em você e contando coisas confidenciais e nem sempre você tem como segurar isto. Tem que ter um suporte, um acompanhamento pra gente. Então, assim... na medida do possível, o nosso grupo tem procurado fazer um trabalho legal com os pacientes. Aqui na central a gente está sempre responsável neste sentido, os enfermeiros também, é um grupo legal da enfermagem nesse sentido.

5
A ESSÊNCIA DO CUIDAR

Para se compreender o significado do ato de cuidar vivenciado pelos enfermeiros em oncologia, segundo o pensador Alfred Schütz, seguirei os passos indicados por Parga Nina (1976), também utilizados por autores como Tocantins (1997), Pinto de Jesus (1999), Rodrigues (1998), Castelo Branco (1999) e outros que trabalharam com as idéias de Schütz em contextos de abordagem social, descrevendo, compreendendo e interpretando facetas do mundo da enfermagem no contexto brasileiro.

Assim, com base em Parga Nina (1976), os dados qualitativos deste estudo foram trabalhados do seguinte modo:

- leitura demorada e atenta dos depoimentos, como materiais não-estruturados, visando apreender a vivência motivada dos sujeitos envolvidos;
- identificação de categorias concretas que comportem as ações dos sujeitos em relação ao cuidado em oncologia, a partir das falas analisadas;
- releitura dos depoimentos para extração e registro de trechos das falas relacionadas aos significados da ação do cuidar em oncologia, que compõem as categorias anteriormente identificadas;

- construção do tipo vivido – enfermeiro em oncologia – a partir do típico da ação encontrado nas falas analisadas, captando na vivência dos sujeitos os seus *motivos-para*;
- apresentação da análise compreensiva destes agrupamentos, tendo como base a interpretação do conteúdo associado ao referencial teórico-metodológico de Alfred Schütz.

Da leitura atenta dos depoimentos e de meu habitar o "mundo-vida" da oncologia, busquei apreender, nas falas das enfermeiras, os motivos que envolvem a ação do cuidar nesse contexto, focalizando as experiências conscientes desses sujeitos para chegar ao típico de sua ação.

Segundo Parga Nina (1976, p.88):

> [...] o típico é uma abstração não encontrada necessariamente na vida real. Entretanto, ele é construído pela observação da vida real; é um produto da mente do investigador, daquilo que ele capta da realidade por sua participação e vivência.

Assim, do esforço para compreender o "fenômeno cuidar" em oncologia, na perspectiva do enfermeiro que cuida, pude chegar às categorias concretas do vivido. Lazarsfeld *apud* Parga Nina (1976, p.45) define categoria concreta como:

> [...] aquela formulada pelo pesquisador participante da situação a partir dos dados obtidos pela pesquisa qualitativa e não como categoria lógica *a priori*, incompatível com a riqueza do fato social.

A determinação do grau de importância ou relevância de um tema ou tópico e, portanto, seu destaque como categoria, está relacionada à freqüência com que ocorre. Este é um indicativo válido, porém, não suficiente, no entender de André (1983):

> [...] é possível que os dados contenham aspectos, observações, comentários, características únicas, mas extremamente importantes para a apreensão mais abrangente do fenômeno estudado. Haverá também

O CUIDAR EM ONCOLOGIA **91**

mensagens não intencionais, implícitas e contraditórias que, embora únicas, revelam dimensões importantes da situação.

Nesse sentido, a intuição e a subjetividade têm um papel fundamental no processo de localização desse tipo de dado, além, evidentemente, do quadro teórico no qual o estudo se situa. Trechos de falas vão formando tópicos e temas, e não são mutuamente exclusivas. Uma determinada frase, ou um período, pode ser, em parte ou mesmo no todo, incluída em mais de uma categoria.

Segundo Schütz, a construção das categorias vai se dando sempre mediada pela situação biográfica do pesquisado, a qual, neste estudo, permitiu-me significar as ações das enfermeiras que cuidam de pessoas doentes em oncologia.

Shütz chama a construção das categorias – categorização – de *constructos de segundo nível*, ou seja, aquelas elaboradas pelo pesquisador a partir dos conceitos vivenciados pelos sujeitos no mundo da vida, os quais, por sua vez, são chamados *constructos de primeiro nível*. Para esse filósofo, a finalidade das ciências sociais é obter conhecimento organizado da realidade social (Schütz, 1974a, p.37).

O que se procura, no processo científico, não é quantificar os dados empíricos, mas organizá-los em uma estrutura tão significativa quanto possível: captamos, empiricamente, no contexto com o "real", os aspectos qualitativos desse real (Parga Nina, 1976, p. 52).

Os *construtos de segundo nível* possibilitaram a constituição da tipologia do vivido dos enfermeiros em oncologia o qual, segundo minha interpretação, foi se mostrando em seus aspectos mais relevantes. Estes construtos traduzem o ponto de vista, o modo de agir dos enfermeiros que cuidam de pessoas doentes na oncologia como enfermeiros típicos, agindo de modo típico, se reconhecendo nos pacientes.

Diante da questão orientadora *O que significa para você cuidar em oncologia? descreva para mim* e após a leitura atenta dos depoimentos, busquei os motivos que os enfermeiros que cuidam da pessoa com doença oncológica revelam ter em mente no ato de cuidar:

O doente oncológico em sua fragilidade

De acordo com os relatos, as enfermeiras reconhecem o doente oncológico como especial, fragilizado, inseguro, requerendo para seu cuidado um saber técnico-científico e uma sensibilidade dirigida ao humano ali envolvido:

> [...] eu acho que a parte de cuidar, na técnica, requer especialização, requer uma série de conhecimentos diferenciados. (1) *

> A parte técnica é muito difícil, a gente tem que dominar muito bem. (11)

> [...] Tem que ser uma enfermeira que conheça profundamente a doença oncológica e conheça profundamente as particularidades de um doente oncológico... por exemplo, os cateteres, é um cuidado muito específico. [...] (14)

A complexidade física do paciente oncológico, tanto pela patologia como pelo uso de utensílios típicos para o tratamento, como os cateteres, é reconhecida e verbalizada pelas enfermeiras. Ao lado dessa compreensão, reconhecem também a necessidade de se atender a pessoa doente em sua fragilidade emocional:

> [...] cuidar de um paciente oncológico, é em primeiro lugar, estar cuidando do psíquico dele. [...] (3)

> [...] na minha opinião, eu acho, que acima de tudo, é o psicológico do paciente, porque assim... todo mundo, principalmente estes pacientes, de modo geral, eles nos procuram e, assim, eles associam muito câncer e morte. [...] (5)

> [...] eu acho que tem ser bem intensivo, da enfermagem, e bem mais da enfermagem que foi preparada psicologicamente, porque esses pacientes oncológicos são bem atingidos psicologicamente e eles passam isso para a gente. [...] (6)

---

* Os números entre parênteses correspondem aos números dos depoimentos em sua ordem cronológica de obtenção.

O CUIDAR EM ONCOLOGIA   **93**

[...] eles são muito inseguros emocionalmente, eles exigem que a gente demonstre segurança e carinho... [...] (12)

A manifestação das necessidades do paciente, na perspectiva da enfermeira, vai se dando na relação social que se instala entre eles durante o tratamento. Para Schütz, uma relação social é tanto mais efetiva quanto mais trocas houver entre as pessoas. Na relação face a face, onde se coabita o mesmo espaço e tempo, onde se pode captar os pensamentos do outro num presente "vívido" conforme eles se desenvolvem, ocorrendo o mesmo com o outro em relação à corrente de pensamento do interlocutor, os motivos estão mais diretamente acessíveis do que em outro tipo de relação social. A enfermeira, em sua ação de cuidar e na convivência com o paciente, vai captando e se mostrando aberta e acessível às ações intencionais do paciente e, o mesmo ocorre com ele, de forma recíproca em relação a ela. Durante esse fluxo de tempo vivido eles envelhecem juntos e as trocas envolvidas possibilitam exercícios da ação comunicativa, permeados por densos sentimentos de reciprocidade, numa espécie de posse mútua, íntima (Schütz, 1972, p.231)

O paciente oncológico requer um carinho muito diferente, porque, na grande maioria das vezes, ele foi pego de surpresa no decorrer da vida, foi de surpresa e, muitas vezes, é uma coisa que muda completamente a vida dele, em todos os sentidos. (2)

Ainda mais com a patologia que está carregando, então, tem que ter um amor maior, um vínculo maior com o doente para estar dando uma assistência mais humana.(3)

Em estudo anterior (Popim e Boemer, 1999) pude evidenciar a subjetividade da pessoa acometida por uma doença oncológica em relação ao fato de ser portador de câncer. Os pacientes revelam que a doença muda completamente suas vidas, uma facticidade, algo não escolhido e que os atinge em questões centrais de suas existências, trazendo à tona toda sua condição humana. Revelam-se angustiados, inseguros, com medo. A doença estrangula, estreita seus horizontes de possibilidades diante da vida.

Enquanto suas condições de saúde eram boas, era-lhes possível permanecer na cotidianidade, no "a gente". Mas, o instalar-se da doença requer deles um recolhimento em si, um olhar para o seu mundo, uma auto-reflexão sobre suas experiências de vida. Dessa forma, são revolvidos da cotidianeidade e assumem seu eu, em autenticidade.

No presente estudo, as falas das enfermeiras permitem observar que a fragilidade emocional dos pacientes é percebida por elas e, em suas ações de cuidar, está implícita uma postura de contemplação dessa necessidade:

[...] Você tenta se dar de todas as formas, tenta dar o seu melhor, pra poder atender as necessidades dele. [...] (15)

[...] aqui no Hospital oncológico, é, a gente tem que assistir mais à parte psicológica do paciente... [...] pelo retorno que a gente tem dos pacientes a gente alcança, mesmo sendo corrido... [...] (6)

[...] A gente tem pacientes muito dependentes da gente. Mesmo aqueles que não estão dependentes fisicamente, não estão precisando de cuidados físicos intensos, eles são dependentes mesmo. Eles precisam que a gente fique junto. [...] (4)

Somente uma parte muito pequena de nosso conhecimento origina-se de nossas experiências pessoais. A maior parte tem origem social, transmitida pelos nossos contemporâneos e antecessores (Schütz, 1974a, p.44). Do mesmo modo, a enfermeira, durante a trajetória de sua vida profissional, vai adquirindo experiências no trato com o paciente oncológico, constituindo em sua mente um típico de pessoa, no caso a pessoa doente. Esse típico é constituído de uma síntese de conhecimentos, advindos de um tempo vivido com vários pacientes: dos que já cuidou, dos que ouviu falar e daqueles com os quais convive no momento. Isto lhe possibilita um conhecimento à mão, disponível, o qual vai direcionar a sua conduta diante do doente do qual está cuidando:

[...] no começo foi difícil para eu me especializar, tudo é muito direcionado, este paciente tem características muito próprias. [...] (1)

O CUIDAR EM ONCOLOGIA 95

[...] no início eu senti dificuldade foi na parte psicológica mesmo, de lidar com isso, de estar conversando com o paciente quando ele vem dizer que está com medo, que tinha medo de morrer, essas coisas. [...] (8)

Da convivência com os pacientes oncológicos, o profissional apreende as diferenças entre eles quando estão sob tratamento cirúrgico ou clínico. Este último requer que o paciente passe por inúmeras intervenções, exigindo internações freqüentes e, conseqüentemente, maior tempo de convívio com os profissionais que dele cuidam:

[...] O cirúrgico chega numa fase muito inicial, a expectativa dele é maior, a tolerância dele é maior. [...] já o da oncologia clínica não, ele já passou pela cirurgia, já passou pela químio, já passou pela rádio, sabe que não está curado, não agüenta mais. [...] (1)

[...] A gente aprende a lidar com esse tipo de paciente. Aqui a gente costuma falar que a gente vive como uma família, porque o paciente oncológico não é um paciente do hospital geral que sai de uma cirurgia ou que vem tratar de uma queixa álgica e vai embora. Ele fica e é um paciente que está sempre retornando... [...] (6)

Um paciente oncológico clínico apresenta-se para a enfermeira como requerente de uma relação mais afetiva. Nessa relação vão acontecendo trocas, momentos de encontros, transformando a relação que pode ser do tipo "eu" e do tipo "tu" em uma relação do tipo "nós":

[...] Aqui não, os nossos pacientes aqui ficam muito tempo com a gente, eles voltam sempre, ficam às vezes meses internados, a gente cria um vínculo com eles, não é? Esse vínculo para mim é muito importante também. Ele vai, volta, vai, volta, é..., a gente conhece o pai, a mãe, conhece os hábitos da casa. [...] (4)

[...] Além disso, o paciente oncológico não é um paciente como outro qualquer de um hospital que chega, você tem um contato com ele; por exemplo, um paciente cirúrgico, ele vai embora depois acabou. É um contato mínimo. Não, na oncologia não é assim, ele se torna um amigo seu, uma pessoa que você, por mais que não queira, você tem uma relação e um envolvimento... [...] (14)

No enfrentamento da sua doença, o paciente é rigoroso no que se refere ao seu tratamento, pois, muitas vezes, disso depende a continuidade de sua existência. Os efeitos colaterais são percebidos pelo paciente, mas se mostram a ele irrelevantes dada sua busca maior, que é a de ser novamente uma pessoa sem a doença (Popim e Boemer, 1999). Este rigor, o interesse pelos detalhes da terapêutica, o enfrentamento como tal, a sua necessidade naquele momento são todas facetas que fazem parte da essência do cotidiano do paciente oncológico e tudo isso é percebido pela enfermeira:

> [...] o paciente oncológico acaba sabendo, cuidando muito do cateter, cuidando dos horários da medicação. [...] sabe perfeitamente de tudo, ele precisa disso, ele participa, é um doente participante... [...] Ele precisa da rigidez no horário. [...] (2)

> [...] isso até me assusta, eu achava que cair cabelo, fazer quimioterapia... era uma coisa muito grave. Só que na opinião da maioria dos pacientes não é, para ele é: eu quero curar e vou fazer esse tratamento... [...] (5)

As falas dos enfermeiros evidenciam a compreensão das necessidades dos doentes e que procuram atendê-las, expressando nessa relação uma interseção de perspectivas: a de quem é cuidado e a de quem cuida.

Na relação face a face os motivos são mais diretamente acessíveis do que em outras relações sociais e, segundo Schütz, a linguagem desempenha um papel tipificante da maior importância. É através dela que é possível conhecer outras mentes (Capalbo, 1998, p.35). Existe, além da fala do paciente, a sua inflexão de voz, a sua expressão facial, os seus gestos, que são constitutivos do seu dizer. Esses elementos, do ponto de vista do falante, não são planejados, mas expressam um significado vivido por meio dessa fala silenciosa, ou ainda, em outra hipótese, mero fazer, ou mesmo, meros reflexos. São atitudes que podem não ter a intenção comunicativa, mas são elementos integrantes da interpretação do ouvinte, do enfermeiro. Coabitar o mesmo espaço permite ao enfermeiro apreender as expressões corporais do outro, não apenas como eventos no mundo exterior, mas como fatores do próprio processo de comunicação:

O CUIDAR EM ONCOLOGIA   97

[...] pacientes oncológicos são bem atingidos psicologicamente e eles passam isso para a gente. [...] (6)

[...] quando vai começar a quimioterapia eles não exigem, mas eles, de uma certa forma, acabam fazendo com que a gente fique sempre junto deles. (4)

O ato comunicativo tem como meta não apenas que alguém tome conhecimento dele, mas, sim, que sua mensagem motive a pessoa, a quem é dirigida, a desenvolver uma conduta (Schütz, 1974a, p.158). Os pacientes, no seu conviver com a enfermeira, vão se mostrando requerentes de cuidados através de manifestações de seu corpo, não somente pela fala, mas pelos gestos.

Pode ser apreendido nas falas do profissional enfermeiro que, pelo seu conhecimento e experiência, reconhece e evidencia a preocupação com a dimensão humana do paciente oncológico, ao lado dos requisitos indispensáveis para prestar um cuidado técnico especializado. Distingue em cada doente características próprias, diferentes das de outros pacientes:

[...] Para mim é uma atenção redobrada porque eles têm muitas instabilidades, principalmente pós-quimioterapia e radioterapia, eles são muito instáveis. [...] (12)

[...] uma enfermeira oncológica tem que ser uma enfermeira que conheça profundamente a doença oncológica e as particularidades de um doente oncológico, todos os..., por exemplo os cateteres...[...] (14)

A aquisição dos conhecimentos técnico-científicos é possível através da leitura de livros, manuais e mesmo do tempo transcorrido de trabalho na área:

[...] E para aprender você tem que estar ali dentro da instituição e também vejo a necessidade de especialização, não da especialização, da atualização do enfermeiro. Você vê os enfermeiros recém-contratados não sabem nada de químio, não sabem nada de onco... [...] (9)

[...] A gente sabe que a enfermagem é uma coisa muito dinâmica, que a gente precisa estar se atualizando, precisa estar lendo, estar estudando. [...] (10)

Muito embora haja esta preocupação, há o reconhecimento de que o cuidado em oncologia vai além do técnico-científico e de que o preparo do profissional para isso está além dos livros, diretamente relacionado com o 'eu' de cada profissional:

[...] O que é cuidar em oncologia? É você lidar com todos os percalços que a patologia vai trazendo no dia-a-dia. E até saber lidar com você mesma, com o sucesso do tratamento, com a perda do paciente. (2)

[...] nessa relação, assim...., eu acho que é uma coisa individual, é do indivíduo, é o aspecto emocional de cada um que conta nesta situação. [...] (7)

Da fragilidade que emana de cada paciente e da disposição pessoal do profissional para atender as suas necessidades, vai se construindo uma relação de compromisso permeada pela solidariedade, ternura e apegos mútuos.

O vínculo afetivo

O estabelecimento de uma relação social entre o doente e a enfermeira na ação de cuidar em oncologia vai permitindo a construção de uma relação intersubjetiva. É quando a intencionalidade de um dirige-se para a do outro de forma recíproca, caracterizando uma relação permeada pelas manifestações dos corpos animados, permitindo, uns aos outros, o acesso aos motivos que estão nas mentes envolvidas. Os significados, na relação intersubjetiva, deixam de ser individuais para configurar um sentido social:

[...] Às vezes só o fato de você falar que independente do que acontecer eu vou estar do seu lado, já clareia uma luz no fim do túnel, porque ele já abre um sorriso, ele já mostra um fio de esperança se ele tem alguém com quem pode contar. [...] (3)

O CUIDAR EM ONCOLOGIA   **99**

[...] o próprio funcionário, o próprio auxiliar de enfermagem, às vezes, ele perde até um tempo maior só para dar atenção maior ao paciente, olhar para ele, alguém que escute ele naquele momento. (5)

[...] o que eles me pedem eu faço...,tenho muita dó...não é dó, eles estão tão deprimidos, é raro um ou outro que está alegre, contente por que está vendo algum resultado, são muito poucos. A maioria está prostrada, está triste, desanimada, nunca tem um bom resultado. [...] (13)

Ao prestar cuidado, o enfermeiro reconhece ser necessário sensibilidade para atender a pessoa em seu "estar-doente" e, assim, entre o paciente e o enfermeiro vai-se criando uma relação permeada pela afetividade. Segundo Capalbo[1], para Husserl (1965), no coexistir entre os homens há trocas de idéias, emoções, sentimentos e, na presença do corpo animado, o sentimento fundamental que une os homens é a empatia[2]. Ela se dá na vida espiritual no corpo animado e se revela na manifestação corporal. Tais concepções são abraçadas igualmente por Schütz[3].

É possível captar nas falas das enfermeiras a percepção da importância dessas trocas:

[...] O atendimento para cada paciente é uma coisa muito específica. Está além de toda destreza manual, de toda parte técnica, acho que é importante também você ter a sensibilidade, olhar para o doente e saber qual é a ansiedade dele naquele momento. [...] (10)

[...] Então, para cuidar de um paciente oncológico, você aprende com o tempo que tem que ter muita sensibilidade... perceber que tipo de paciente você está lidando, aquele que quer que você chegue e aquele que não quer que você chegue. [...] (14)

---

1 CAPALBO, C. Nota de aula junto à disciplina *Metodologia de investigação fenomenológica*, oferecida pela EERP/USP, sob o código: ERG – 5864, Ribeirão Preto, 2º semestre de 1998.

2 Empatia no sentido de intropia: *Intro* significa interioridade e *Pathos,* derivado do grego, significa paixão, no sentido de *sentir-com.*

3 Para Schütz a estrutura do mundo social se constitui pela dimensão, espacial, temporal e social, onde o corpo animado é quem faz a intermediação nas relações sociais, situando-se, percebendo a si e aos outros e, comunicando-se com os outros homens (Schül, 1974a, p.45-49).

Da relação social construída na convivência, os enfermeiros reconhecem haver um envolvimento emocional com os pacientes, gerando vínculos emotivos:

> [...] tem o paciente que fica muito tempo internado e você acaba se envolvendo sim, com a família e com o paciente... [...] (7)

> [...] na oncologia não é assim, ele se torna um amigo seu, uma pessoa que você, por mais que não queira, você tem uma relação e um envolvimento com ele. Porque ele vem muitas e muitas vezes, ele conhece você e ele te chama pelo nome, ele sabe coisas da tua vida também. Porque você troca as coisas com ele, você acaba contando as coisas da tua vida, então você participa da vida dele e ele da sua. [...] (14)

As enfermeiras verbalizam a percepção da reciprocidade do apego dos pacientes em relação ao profissional. Eles expressam, em cada ato, a interligação afetiva com a enfermeira que deles cuidam. Essa relação construída tem como base a confiança:

> [...] O paciente se apega muito à gente e a gente a ele. Às vezes ele reinterna, e quer vir para cá, briga na internação pra vir para cá. [...] (3)

> [...] desde a primeira vez que ele veio, que você deu informação, que explicou....e ele confiou em você,.....até o dia que ele vai chamar você quando ele estiver internado. Porque é em você que ele confia, é você que ele quer ver... ele conhece você e ele te chama pelo nome...[...] (14)

O paciente chama o profissional pelo nome, o que lhe confere uma identidade, um vínculo, excluindo uma relação anônima. Revela uma situação na qual há alguém disponível para estar com ele numa relação social e, portanto, intersubjetiva. A fala acima revela claramente a instalação de uma relação de significados, onde a pessoa-enfermeira existe para o paciente e é importante para ele, com a qual construiu um vínculo.

Refletindo sobre o meu cotidiano de trabalho, coexistindo com os pacientes oncológicos, e sobre os discursos das enfermeiras, posso perceber um testemunho para minhas ações do cuidar em oncologia. Com freqüência me deparo com situações nas quais me percebo envolvida emocionalmente com a pessoa doente. Recebo dos doentes manifestações desse apego a mim, tais como presentes, bilhetes, cartões de agradecimento, revelando uma reciprocidade de sentimentos; mais do que isso, talvez a busca da seguridade do nosso vínculo afetivo. No caso dos presentes, muitas vezes são acompanhados de uma estória: *estava em tal lugar e me lembrei de você...* Para mim, está implícito aí que, mesmo estando longe, revelam a minha presença na vida deles. Também de minha parte, estando longe do hospital, lembro-me dos pacientes, chego a sonhar com eles, preocupo-me e sofro por e com eles.

Perscrutar os discursos de enfermeiras de uma instituição diferente daquela onde eu trabalho e encontrar neles a repetição das ações motivadas significa, a meu ver, o alcance da intersubjetividade, tal como é exposta por Schütz em sua teoria. Ela se constitui como característica típica de um dado corpo social. Não é somente a minha subjetividade, de modo único, que está aí; é também a de meu colega de trabalho, vivendo situação semelhante a minha.

Os enfermeiros mostram em seus depoimentos que cuidar em oncologia implica uma relação de cuidado, na qual a esperança de cura do paciente nem sempre está presente:

[...] eu sinto que muitas vezes o que a gente faz tem retorno e muitas vezes não tem retorno. Às vezes está num estágio muito avançado e não tem retorno nenhum.. [...] É um caminho que você sabe que começou a trilhar e que não vai ter muito retorno. (1)

[...] O hospital é bom ao paciente, infelizmente é um hospital que não tem muito o que se fazer pelo paciente. Quer dizer, ele faz, pena que é uma patologia perigosa, o paciente está sempre à beira da morte ou coisa assim. [...] (6)

As enfermeiras declaram uma intenção, muitas vezes, de cuidar apenas, confortar o paciente sem buscar, em primeira instância, a cura, uma vez que ela vai se mostrando difícil de acontecer:

[...] muitas vezes eles vêm em estágios muitos avançados, então a gente acaba visando o bem estar naquilo que ele pode ter, naquilo que a gente considera normal para ele, então a gente acaba tentando para que ele se sinta melhor naquilo, no contexto dele. [...] (4)

[...] mas a enfermagem está aqui atuante até o último respiro dele, a gente não deixa em palavras claras, mas a gente mostra em situações, em cuidados mesmo. [...] (3)

As enfermeiras dirigem o cuidado e o zelo ao paciente-humano, o seu semelhante doente, no sentido de preservá-lo em sua essência humana, em sua autonomia:

[...] Às vezes eu acho que a gente tem que entender mais, deixar de se impor, acho que a relação tem que ser uma relação de igualdade. [...] O doente de câncer, com o tempo vai aprendendo, ele vai entendendo o cuidado, ele tem mais liberdade de escolher. Então a gente tem que ter a consciência que o nosso cuidado também depende da escolha do paciente. [...] (11)

Esta fala revela uma postura profissional ética em relação ao ser doente. Uma relação social plena, permeada pelo vínculo de onde emerge o respeito pelo querer do paciente e não somente pelo querer da equipe.

Nesse sentido, segundo Carapinheiro (1993), é conferido à enfermeira, pela sua proximidade e vínculo com o paciente, um poder periférico em relação ao poder central, instituído ao médico. Porém, é nessa relação de proximidade que a enfermeira pode ajudar o paciente a tomar consciência de seus direitos como ser humano e paciente, fortalecendo-o e possibilitando-lhe o exercício de sua autonomia, conforme evidenciou a fala acima. O estudo de Boemer e Sampaio (1997) também faz um alerta nesse sentido.

A enfermeira reconhece o paciente oncológico como um ser no mundo, relacionando-se com outros homens. Nesse sentido, a família[4] do paciente é incluída como parte integrante do tratamento:

---

4 O termo *família* aqui é usado no sentido de acompanhante, não necessariamente de pessoa que tenha laços sangüíneos com o doente. É a pessoa que se apresenta mais próxima ou mais presente junto a ele.

O CUIDAR EM ONCOLOGIA **103**

[...] você conversa com a família porque a família..., ela se sente num beco sem saída. [...] (3)

[...] A gente tem muito contato com a família, a família acaba precisando também da gente. [...] (4)

[...] A família do paciente, quer sim, quer não, sofre toda essa fase de internação junto com o paciente, porque é um ente querido... [...] (5)

A enfermeira expressa, ainda, em sua postura, uma preocupação com a orientação do paciente oncológico, de seus familiares e também com os funcionários que dele cuidam durante a internação. Transmite os conhecimentos que acredita serem importantes para o cuidado em oncologia numa postura de zelo com a pessoa doente, revelando que o cuidado, aos seus olhos, vai além da administração de uma medicação ou de um período que encerra a internação hospitalar:

[...] o enfermeiro, além de tudo, tem um papel de orientador da equipe para mostrar que existe essa diferença que, para o paciente, cuidar é muito mais que a técnica, mais que um remédio. Eu acho que o paciente pede a você esta cumplicidade no tratamento. [...] (2)

[...] é um cuidado mesmo do enfermeiro, vai direcionar esta equipe para dar uma assistência boa, humana, porque tem de tratar como gente, é, apesar...., ainda mais com a patologia que está carregando. [...] (3)

[...] Eu sempre falo para os funcionários novos que os pacientes são muito delicados e o vínculo deles, dos auxiliares, é ainda maior; eles entram no quarto de duas em duas horas, durante o banho, que é demorado, eles ficam mais com o doente do que nós enfermeiros. [...] (12)

Também há a preocupação da enfermeira com a família, após a alta hospitalar, para a continuidade do cuidado no domicílio, distribuindo, dessa forma, o conhecimento para além do "endogrupo"[5] da

---

5 Para Schütz, endogrupo é o contexto circunscrito de um grupo social onde há familiaridade entre os membros, o conhecimento é comum, os objetivos são comuns, enquanto que alguém de outro grupo social, apesar de semelhante, é estranho, chegando ser anônimo (Schütz, 1947b, p.253-254).

enfermagem oncológica. A relação de familiaridade, de especificidade que existe no grupo de enfermeiros, com essa postura de orientar aos pacientes e familiares, vai se estendendo também a essas pessoas, tornando um modo de pertencer social, no qual signos e símbolos vão se tornando comuns ao grupo:

> [...] A gente está sempre ensinando as coisas para eles, pacientes traqueostomizados.... pego a família e ensino como é que cuida. [...] (13)

> [...] A gente tem muito contato com a família, a família acaba precisando também bastante da gente. [...] (4)

As falas das enfermeiras sugerem que, na relação face a face do cuidado direto, seja envolvendo o auxiliar de enfermagem ou o técnico ou a enfermeira, há um coexistir, no qual os sujeitos motivam-se reciprocamente em suas atividades intencionais, percebendo-se um ao outro, num relacionamento de compreensão e consentimentos, gerando um espaço comum de comunicação. Para Schütz, a compreensão pode se dar em diferentes níveis, podendo chegar à incompreensão, ao oposto da familiaridade. Entretanto, o revelado pelas enfermeiras mostra uma relação de familiaridade com os pacientes que é tanto maior quanto maior for a convivência:

> [...] Ele se apega muito às pessoas que estão perto dele, então, ao médico, mas muito mais à enfermeira que está mais próximo, muito mais próximo dele. [...] (15)

> [...] o vínculo deles, dos auxiliares é ainda maior, eles entram no quarto de duas e duas horas, durante o banho que é demorado, eles ficam mais com o paciente do que nós enfermeiros.(12)

Há ainda o reconhecimento de que uma relação social plena, de confiança, pode não acontecer especificamente com uma pessoa:

> [...] algumas coisas eles falam e têm coisas que eles não falam para o enfermeiro... o paciente mesmo acaba determinando essa barreira, só quem passa daqui para lá é só realmente aquele que demonstra mais cuidado com o doente. [...] (3)

O CUIDAR EM ONCOLOGIA **105**

[...] perceber de antemão, perceber que tipo de paciente você está lidando, aquele que quer que você chegue e aquele que não quer que você chegue. Aquele que quer desabafar e aquele que não quer. (14)

As falas evidenciam que as enfermeiras se percebem como humanas, revelando ter seus limites diante da relação social com o paciente oncológico:

[...] tem aquele que quer desabafar e aquele que não quer, sendo que é importante que também você tem, sinta o direito de querer ou não querer. Nos dias que você quer e nos dias que você não quer. Não está disponível para isso. [...] (14)

[...] é lidar com todos os percalços que a patologia vai trazendo no dia-a-dia. É até lidar com você mesma, com o sucesso do tratamento, com a perda do paciente... [...] (2)

Refletindo sobre a ação do cuidado de enfermagem em oncologia, a enfermeira a reconhece como desgastante.

Gênese do desgaste profissional

Da convivência, do coexistir entre o profissional e o doente oncológico, as enfermeiras revelam que há uma relação comunicativa com este doente, efetiva, de tal ordem que a troca entre eles chega a ser íntima:

[...] O paciente se apega muito à gente e a gente à ele. [...] (3)

[...] Porque você troca coisas com ele, você acaba contando as coisas da tua vida, então você participa da vida dele e ele da sua. [...] (14)

[...] Então, se criam vínculos também com os pacientes, muitas vezes se sofre com isto também, aí você acaba conhecendo a vida do paciente, ele acaba confiando demais em você e te contando coisas confidenciais...[...] (15)

[...] A parte psicológica do ser humano atinge muito o outro ser humano... [...] (6)

A trajetória do tratamento não se dá de modo linear e idêntico para todos os pacientes oncológicos; em seu prosseguir, a sua exposição e submissão ao tratamento apresenta uma tipificação de fatos. É freqüente a piora no quadro geral do doente, levando-o, muitas vezes, à morte. As enfermeiras revelam seu sentimento de pesar, de sofrimento:

> [...] Porque quando você troca coisas com ele, você acaba contando as coisas da tua vida, então você participa da vida dele e ele da sua vida. E você participa, na maioria das vezes, da piora dele... [...] a cada dia vai piorando, piorando, piorando...e, você vai acompanhando passo a passo. [...] (14)

> [..] Então, se criam vínculos também com os pacientes, muitas vezes se sofre com isto também, aí você fica sabendo que foi a óbito, é muito difícil lidar com isso. [...] (15)

A morte implica na ruptura do vínculo gerado, revelando-se um processo doloroso para as enfermeiras. Reconhecem que o vínculo pode ser gerado na relação entre o profissional e o paciente. Essa relação, para ser efetiva, está sujeita à conjunção de motivações entre as pessoas envolvidas. Para Schütz, o intercâmbio e a troca de perspectivas só é possível no mundo intersubjetivo. A reciprocidade de perspectivas se dá conforme o grau de interesse de cada um por determinado objeto ou coisa, e ela está relacionada à situação biográfica de cada um. A relação social sempre é mediada pelo corpo animado, situado no espaço-temporal do mundo, o que torna cada pessoa um ser único. Essa diferença é percebida e verbalizada pelas enfermeiras:

> [...] O paciente mesmo acaba determinando essa barreira, só quem passa daqui para lá é só realmente aquele que demonstra mais cuidado com o doente. [...] (3)

> [...] também tem aquele profissional que é de tocar serviço. [...] daqui vou embora, vou para outro hospital e não tem o envolvimento. Você percebe vários tipos de perfis profissionais na área... [...] (9)

Reconhecem que o profissional, na oncologia, precisa gostar muito de cuidar de pessoas para suportar o trabalho na área, reafirmando a existência de pessoas cuidadoras diferentes umas das outras:

> [...] Bem, quem trabalha aqui há muito tempo é porque gosta dessa área, porque eu já vi muita gente que entrou, não gostou e foi embora. [...] (6)

> [...] quem cuida de paciente oncológico tem que ser uma pessoa muito especial, porque não é qualquer um que agüenta tudo isso, que tolera tudo isso. [...] (5)

As falas das enfermeiras revelam, de forma ora explícita, ora implícita, o processo de desgaste profissional gerado na ação de cuidar de pessoas doentes internadas para tratamento oncológico:

> [...] É um trabalho pesado, a gente não agüenta muito tempo, porque todo mundo vai cansando... não é um hospital para o resto da vida, é uma coisa que vai desgastando, como profissional, como pessoa. [...] (1)

> [...] Eu não falei, mas estou saindo daqui. Este é meu último mês. Estou cansada. Preciso descansar, arejar a cabeça.... É muito cansativo. [...] (06)

> [...] eu acho assim... a pessoa que trabalha com doença e, que trabalha num hospital oncológico, ela tem uma perda de energia muito grande durante o trabalho, seja emocional ou até físico. [...] (7)

As falas evidenciam ainda a percepção de que, na ação de cuidar do paciente oncológico, há um desgaste emocional:

> [...] É um cuidado que exige muito de você no lado psicológico. Tem dias que você sai do trabalho completamente esvaída de energia, porque eles sugam você... [...] (14)

> [...] como a gente está falando da parte psicológica do paciente, ele, como é que eu posso te explicar, a parte psicológica do ser humano atinge muito o outro ser humano, não é?, essa parte suga muito. [...] (6)

Muito embora este estudo não tenha tido o objetivo de verificar a *Burnout,* em termos de sinais e sintomas, é possível captar nos relatos um desgaste físico ao lado de um desgaste existencial, expresso por algumas palavras que emergem com grande densidade: *sugar, não agüenta, vai acabando com a gente, preciso descansar.* Como enfermeira que trabalha em oncologia há oito anos, reconheço-me nessas falas. É um sentir-se cansada sem aparente razão, sentir-se, em alguns momentos, irritadiça e desanimada, ter sono fora de hora, uma sensação de viver apenas para o trabalho. Venho sentindo, já há algum tempo, estes sintomas e, mesmo refletindo constantemente sobre minha prática, não me eram claras as suas causas. Por um longo período pensei estar em mim, unicamente, o problema para esses sentimentos. Justificava-os pela minha dedicação ao doutorado e ao trabalho. Hoje, tendo o testemunho de outras enfermeiras da área, posso entender que o processo do desgaste acontece em mim, mas é uma resposta aos estímulos advindos fora de mim.

Minha compreensão do processo de estresse iniciou-se quando cursei a disciplina *Stress, coping e trabalho*[6], a qual contribuiu para meu entendimento da fisiologia do *estresse* e de suas conseqüências para o organismo humano. Também foram abordadas estratégias para seu enfrentamento, ressaltando que somos pessoas diferentes uma das outras e que, portanto, nossas respostas a qualquer estímulo poderão ser diferentes também.

Nessa relação entre o profissional e a pessoa doente, permeada pelo compromisso, afeto e dedicação, a enfermeira, muitas vezes, vai percebendo a piora do quadro clínico do paciente, que o envolve como um caminho sem volta, levando à morte e rompendo o vínculo construído no cotidiano do cuidar:

[...] é um caminho que você sabe que começou a trilhar e que não vai ter muito retorno. [...] (1)

[...] É até você lidar com você mesma, com o sucesso do tratamento, com a perda do paciente, que muitas vezes fica, fica, fica com você, nada, nada, nada e morre na praia... [...] (2)

---

6 Disciplina oferecida pela Escola de Enfermagem da Universidade de São Paulo, sob o código: ENC5822, sob coordenação das Prof[as]. Dr[as]. Estela R. F. Bianchi e Eliana C. Correa, em 1º semestre de 1997.

O CUIDAR EM ONCOLOGIA **109**

E você participa, na maioria das vezes, da piora dele, porque infelizmente esta é nossa realidade... [...] a cada dia vai piorando, piorando, piorando e você vai acompanhando, passo a passo... [...] (14)

Tendo esta percepção do paciente oncológico – o típico que se apresenta com o fato de ele ficar internado por um período longo, de sofrer dores como sintomas pela doença da qual é portador, de sofrer pioras em seu quadro clínico –, a enfermeira sugere em seu discurso uma relação "ideal" com esse paciente, na qual, na medida do possível, não houvesse envolvimento emocional com ele, poupando-se, desse modo, de sofrimento maior:

> [...] a gente tem que evitar se envolver o máximo que puder porque a gente acaba chateada, vai para casa chateada com certos óbitos... [...] procurar não envolver isso com a família da gente, porque senão a gente vai ficar complicada, o lado emocional acaba perdendo estrutura... [...] (12)

> [...] se envolver demais com o paciente, ela cai no primeiro buraco que aparecer na vida dela, não é? E fica extremamente chocada. Isso, quer sim, quer não, a gente fica assim, o emocional da gente é muito lábil. [...](5)

> [...] Vai fazer cinco anos que eu trabalho aqui, é que assim, a gente se envolve, mas não ao ponto, a gente também não pode se envolver ao ponto de sair daqui e isso interferir na sua vida. [...] (7)

As falas expressam uma ambigüidade – *envolvimento x não-envolvimento* – como se fosse uma conduta possível de ser tomada. No entanto, apesar de desejada pelas enfermeiras, como forma de se manterem menos estressadas, isso não é possível, considerando que as relações de natureza afetiva são inerentes no ser humano, em sua relação social com o outro. É pressuposto que vivemos com os outros homens, relacionando-nos uns com os outros, seja numa relação familiar ou anônima, em solicitude, em cuidado. No caso das enfermeiras que cuidam do semelhante numa relação face a face, numa situação onde se engajam as relações afetivas, não há como ficar neutro, anônimo. As próprias falas confirmam isso:

[...] na oncologia não é assim, ele se torna um amigo seu, uma pessoa que você, por mais que não queira, tem uma relação e um envolvimento com ele. [...] (14)

[...] tem paciente que fica muito tempo internado e você acaba se envolvendo sim, com a família, com o paciente... [...] (7)

O estudo de Ferreira (1996) evidenciou que os enfermeiros que trabalham na oncologia lidam o tempo todo com o sofrimento e a morte dos pacientes, o que os afeta, gerando em si inúmeras emoções. Mas a morte do paciente os leva a atitudes de enfrentamento com este sentimento, de pesar. Buscam até mesmo o distanciamento do paciente, evitando o envolvimento excessivo com ele. Nesse mesmo estudo, as enfermeiras revelam que há envolvimento e que elas se apegam aos pacientes, o que as leva ao sofrimento.

A morte do paciente implica na ruptura do vínculo gerado e é um processo doloroso, como se pode observar nessas falas:

[...] Um dia ele está bem, no outro ele veio a falecer; é um processo muito rápido, isso é uma coisa que desgasta muito. [...] (11)

[...] Então, se criam vínculos também com os pacientes, muitas vezes se sofre com isto também, aí você fica sabendo que foi a óbito, é muito difícil você lidar com isso. [...] (15)

Desde o início, desde a primeira vez que ele veio, que você deu a informação, que você explicou para ele o que seria aquele tratamento e ele confiou em você, até o dia que ele vai morrer e você vai ficar sabendo porque a família dele vai te dizer que ele morreu... [...] (14)

Esse desgaste gerado pela morte do paciente é reconhecido por outras enfermeiras oncológicas. Lewis (1999) relata em um estudo a experiência que enfermeiras oncológicas americanas realizaram na tentativa de aliviar a *Burnout*. Organziaram um grupo para discutir suas angústias, dúvidas, medos para o qual tiveram assessoramento técnico e emocional de profissionais especializados. Nesse grupo existia uma pessoa responsável por fazer uma listagem dos pacien-

O CUIDAR EM ONCOLOGIA **111**

tes que haviam morrido na instituição, fazendo com que todos os membros desse grupo, independentemente do setor onde trabalhassem, pudessem saber dessa morte. O grupo elaborava um cartão de pesar e o encaminhava à família do paciente. Esses procedimentos, segundo essas enfermeiras, não eliminaram a *Burnout* mas contribuíram para atenuá-la.

A busca pela pessoa do profissional não se dá somente quando as emoções estão recentes. Os pacientes empenham-se em ir até o funcionário para dizer como estão, que se encontram sem sintomas da doença. Fazem questão de compartilhar a vitória, mesmo que ela seja temporária. Isso revela que, seja em situação de vida ou de morte, houve um vínculo forte entre eles, que permanece além do tempo de duração da internação e tratamento:

> [...] Às vezes ele reinterna e quer vir para cá, briga na internação para vir para cá. [...] (3)

> [...] você vai ficar sabendo porque a família dele vai te dizer que ele morreu e ele vai chamar você quando estiver internado. Porque é você que ele confia, é você que ele quer ver (14)

> [...] ele vem compartilhar com você as melhoras do tratamento...[...]

Para conviver com essa situação de sofrimento, de perdas, o profissional lança mão de estratégias pessoais para o seu enfrentamento, como terapias, procurando não se envolver muito, ou ainda, como mostrou um depoimento, pedindo demissão do trabalho.

Ao refletirem sobre o cuidado ao paciente oncológico, os profissionais o reconhecem como complexo, que requer conhecimento técnico e expressão de afetividade; a relação entre ambos se dá de modo estreito, mesmo quando não se deseja ter um envolvimento. O rompimento dessa relação pela morte do paciente gera no profissional sentimentos negativos e sofrimento, a cujo enfrentamento ele se sente despreparado, porém, busca por estratégias que o aliviem dessa carga para continuar o seu exercício profissional:

[...] Faço terapia, busco equilíbrio para tudo isto nos florais de Bach. [...] (6)

[...] ...você vai buscar fora..., seja na família, seja uma terapia que nem a que eu faço, seja com o psicólogo, ou alguma prática alternativa de saúde que te alivie. (7)

O enfrentamento passa pela questão do autoconhecimento. Saber os seus limites para daí permanecer no cuidar do outro. Na busca por estar bem, insere-se uma vontade de poder atender às necessidades do paciente. Revelam que a busca de equilíbrio é pessoal, individual, variando entre uma pessoa e outra:

[...] A gente tem que ser muito humano mesmo. Tem que ter aquele dom, senão não agüenta. Eu sempre falo para os funcionários novos... [...] (12)

[...] Tem muita gente que pensa que precisa ter, eu acho que precisa ter sim algum suporte, não vou dizer que seria terapia com psicólogo, alguma coisa assim, que alivie, que faz bem para você, que... você goste. [...] (7)

Aqui é válido lembrar Chaves (1994) que explicita que as estratégias para o enfrentamento do estresse pertencem à esfera pessoal. Até mesmo a resposta a um estímulo, o qual poderá ser causador de estresse, é diferente de indivíduo para indivíduo. Para a autora, esta resposta vai depender, diretamente, da constituição física, emocional e, até mesmo, nutricional de cada indivíduo.

Na enfermagem oncológica há evidências, manifestadas nas falas, de que as enfermeiras são diferentes entre si – as que convivem no contexto da oncologia de modo tranqüilo, as que verbalizam ser um trabalho temporário e as que expressam o grau máximo de seu limite, solicitando demissão do trabalho:

[...] Para mim a assistência de enfermagem ao paciente oncológico é um trabalho como outro qualquer, é como qualquer pessoa que precisa de um emprego, é um profissional especializado... [...] (10)

[...] E sinto assim que não é um hospital, não é um trabalho para o resto da vida. [...] (01)

[...] Eu não falei, mas eu estou saindo daqui, este é meu último mês. Estou cansada. [...] (06)

O pedido de demissão expressa um ato de resolução face a um cotidiano difícil que está causando exaustão física e psíquica. Há também, nas falas, a revelação implícita de que há pedidos de demissões, na instituição, decorrentes da natureza do cuidado:

[...] As enfermeiras do Hospital são muito jovens. É um trabalho pesado, a gente não agüenta muito tempo, porque todo mundo vai cansando... [...] observa, não tem enfermeira com muito tempo de casa. [...] (1)

[...] os próprios funcionários falam isso para a gente... [...] quem cuida de paciente oncológico tem que ser uma pessoa muito especial, porque não é qualquer um que agüenta tudo isso, que tolera tudo isso. [...] (5)

[...] quem trabalha aqui por muito tempo é porque gosta dessa área, porque eu já vi muita gente que entrou, não agüentou e foi embora... [...] (6)

[...] Acho que, o profissional que trabalha com o paciente oncológico, tem de ser, não digo forte emocionalmente, mas equilibrado, carinhoso, gostar do que está fazendo senão não fica no hospital. [...] (12)

Não disponho de elementos para discutir sobre o número de demissionários deste hospital em relação a outros, de outras linhas de atendimentos. Porém, fica evidenciado, nas falas, que o trabalho em oncologia se torna penoso, difícil por sua própria natureza, porque requer do profissional um convívio íntimo com o doente, achegando-se a ele no processo de desnudamento de sua existência, no qual o sofrimento, o desespero, a fragilidade e, sobretudo, a finitude do paciente mostram-se em sua plenitude:

Quando eu falo não estou falando do hospital, da estrutura, é o paciente mesmo. Acho que não é um trabalho para sempre. A gente não agüenta. Observe, não tem enfermeira com muito tempo de casa. [...] (1)

Há a percepção, por parte das enfermeiras, de que o sofrimento também acontece com os outros membros da equipe que cuidam, reconhecendo-se como seres semelhante e em ação social. O reconhecimento profissional por parte do paciente ou de seus familiares é uma fonte de prazer no trabalho. Ver a melhora da pessoa, os familiares mais tranqüilos, traz também satisfação para as enfermeiras:

[...] quando você percebe que ele melhora, você também fica contente... [...] depois que você conversou e viu a satisfação dele, isso aí também te satisfaz. [...] (8)

[...] As coisas que você faz em algum momento trazem alegria e conforto para ele e ele manifesta isso; isso daí são coisas que vão satisfazer você. [...] (7)

[...] Por outro lado, acho que o trabalho em oncologia é recompensador... a família vem compartilhar com a gente os avanços deles, que estão bem. Esta parte recompensa muito, o reconhecimento profissional da gente. Reconhecimento do paciente, reconhecimento da família. [...] (11)

Para cuidar, as enfermeiras reconhecem ser necessário um requisito permeado pelo limite pessoal e pelo gostar do que se faz. Porém, vêem que é possível tornar esse cuidado menos desgastante, investindo-se na pessoa do cuidador, seja através de acompanhamento psicológico individualizado ou instituindo um espaço para discussões de suas angústias. Nesse sentido, clamam por ajuda:

[...] Eu sinto falta disso, entendeu? Ou são reuniões, são discussões, ou alguma coisa com psicólogo para a gente entender um pouco mais sobre tudo isso... [...] eu acho que deveria ter algum acompanhamento para nós profissionais, sim. [...] (5)

[...] por isso mesmo a parte emocional da gente tem que estar mais estruturada. A gente necessita ter um apoio... [...] (12)

[...] Tem que ter um suporte, um acompanhamento para a gente. [...] (15)

O CUIDAR EM ONCOLOGIA **115**

As enfermeiras verbalizam percebem uma despreocupação, por parte da instituição, com o bem-estar da pessoa do cuidador. A busca por ajuda, quando ocorre, é por iniciativa pessoal, de modo individualizado. Gostar do que se faz, interessar-se pela fisiopatologia das doenças é um modo de melhor enfrentar o cotidiano da enfermagem oncológica:

> [...] a própria patologia é interessante, a gente estuda, para mim é..., é que eu gosto mesmo, então para mim acaba ficando mais fácil. [...] (4)

Esta fala: *acaba ficando mais fácil*, revela o seu reverso: a ação de cuidar em oncologia é difícil. Alguns segmentos de outros contextos de trabalho já despertaram para a necessidade de se atentar para a pessoa do trabalhador; entretanto, o setor saúde, sabidamente desgastante, como evidenciam Pitta (1990), Lautert (1995), Silva (1996) entre outros, não tem oferecido propostas efetivas nesse sentido.

O conhecimento técnico-científico e a afetividade do profissional enfermeiro no cotidiano da enfermagem oncológica são elementos constitutivos do cuidado, os quais influenciam o desenvolvimento da assistência prestada à pessoa doente. Este estudo permitiu evidenciar o sofrimento existente na ação de cuidar na enfermagem oncológica, olhando fundamentalmente para o sentir do cuidador. Revelando sentimentos, motivos, os quais, às vezes, escapam à observação objetiva, mas que estão nos acompanhando, interferindo em nosso modo de agir, de pensar, enfim, de existir.

Neste estudo, não tive a intenção de captar as manifestações objetivas das enfermeiras que cuidam na enfermagem oncológica. Enfoquei apenas os motivos subjetivos da ação de cuidar. Porém, despertou-me novas inquietações no sentido de conhecer mais acerca dessas enfermeiras cuidadoras, para saber quem são, como vivem, enfim, qual é a situação biográfica de cada uma. São todas questões importantes, que implicam em um leque de investigações, objeto de futuros estudos.

6
REPENSANDO O COTIDIANO DA ONCOLOGIA

Ao finalizar esse estudo, tornou-se imperativa uma reflexão sobre sua questão central – a preocupação com a pessoa do profissional enfermeiro que cuida de outras pessoas doentes na área de enfermagem oncológica.

"Habitar", no sentido de estar situado em meu trabalho profissional, e pensar esse contexto, levou-me à busca de explicitação dos motivos que essas enfermeiras revelam ter em mente quando praticam a ação de cuidar. Para elas a ação de cuidar na enfermagem oncológica implica em lidar com o humano em situação de fragilidade ímpar. Percebem e verbalizam que a pessoa doente é especial, fragilizada, carente, insegura, necessitando de cuidados físicos especializados, mas também de cuidados na esfera existencial. Estar com o paciente numa relação face a face, coabitando o mesmo espaço e tempo, permite às enfermeiras captarem e se mostrarem acessíveis às ações intencionais do paciente e as delas por eles.

Os *motivos-para* das enfermeiras consistem em contemplar o paciente em seu estado de fragilidade [...] físico-emocional. Têm em mente um paciente típico, construído pela sedimentação de suas experiências profissionais. Essa tipificação é representada por um paciente portador de uma doença grave, que freqüentemente apresenta piora em seu estado evolutivo e diferenciação quando a natureza do seu tratamento é clínica ou cirúrgica; essa natureza está, geralmente, interligada à sua relação social com o cuidador. Na relação de convivência com esses pacientes, ocorrem trocas, possibilitando que uma relação que pode ser do tipo "eu" e "tu" possa ser uma relação do tipo "nós".

Os motivos das enfermeiras contemplam a perspectiva do paciente, procurando considerá-lo em sua fragilidade, evidenciando uma relação de reciprocidade de perspectivas: a de quem cuida e a de quem é cuidado.

A enfermeira, com todo seu conhecimento disponível, vai percebendo o paciente através da fala, da expressão corporal, os quais não são eventos do mundo exterior, mas fatores do próprio processo de comunicação. A ação de cuidar na enfermagem oncológica se dá, pois, numa relação comunicativa, de trocas de idéias, emoções, sentimentos entre a enfermeira e a pessoa doente.

As enfermeiras reconhecem também que a relação social com o paciente implica em sensibilidade de sua parte, saber até onde pode ir. A maior ou menor aproximação dependerá também de cada parte, mas o típico é ocorrer a troca constante entre elas e os pacientes. Nessa ação, vão se formando vínculos afetivos. O paciente chama o profissional pelo nome , o que lhe confere uma identidade, uma relação de proximidade, excluindo uma relação anônima.

Ver um semelhante, dotado de consciência como a si próprio, acometido por uma patologia grave, é motivo para a enfermeira esforçar-se em contemplá-lo em suas perspectivas humanas, cuidar, confortar, muitas vezes, sem esperar, em primeira instância, a cura da doença. Revelam ainda ter como *motivo-para* o desejo de orientar os funcionários, sob sua supervisão, para a fragilidade do paciente portador de um câncer, ensinando-lhes que é importante ter zelo com a pessoa doente e que o cuidado está além de administrar um medicamento. Reconhecem também que os pacientes mantém com eles uma relação de proximidade, de afetividade.

A ação de cuidar acontece numa relação de familiaridade: homens semelhantes compartilham o mesmo tempo e espaço. Dessa convi-

O CUIDAR EM ONCOLOGIA **119**

vência, desse coexistir com o doente oncológico, as enfermeiras revelam que há uma relação comunicativa entre elas e os pacientes, efetiva, de tal ordem que a troca entre eles chega ser íntima. A trajetória do paciente em seu tratamento apresenta uma tipificação de fatos. É freqüente a piora do quadro geral do paciente, levando-o, muitas vezes, à morte. Conviver com o sofrimento do paciente e sua morte leva a enfermeira a reconhecer a ação de cuidar, na enfermagem oncológica, como desgastante.

Reconhecem também que, para entrar e permanecer na ação de cuidar, o cuidador tem de gostar do que faz. Mais que isso – necessita ter cuidados para consigo: *não é qualquer um que agüenta*, verbalizam. Como seres humanos apresentam seus limites, suas defesas, seus motivos, enfim, uma situação biográfica única.

Revelam explicitamente a presença de um desgaste físico ao lado de um desgaste emocional e, diante dessa percepção de sofrimento, buscam por estratégias que as aliviem dessa carga, tais como terapias individuais, lazer, alcançar um ponto de equilíbrio, conhecendo seu limites etc. Reconhecem que para cuidar bem precisam estar bem consigo mesmas. Diante da percepção de sofrimento, as enfermeiras pedem, em suas falas, a atenção com a sua pessoa de cuidador por parte da Instituição, seja um lugar para discussões de suas angústias, seja um apoio psicológico individualizado.

Esse estudo evidenciou que a ação de cuidar em enfermagem oncológica apresenta uma tipologia, tem uma natureza que é sua própria. Os pacientes são portadores de uma doença grave, fragilizados física e emocionalmente e as enfermeiras se motivam para atendê-los em suas expectativas.

Neste estudo, resultado de uma pesquisa de doutorado, as mensagens das enfermeiras testemunham o que aprendi com minha própria experiência como enfermeira oncológica. Nesse sentido, elas constituem-se na manifestação da intersubjetividade, segundo a qual, de acordo com Capalbo (1999), na relação social, o significado do outro como outro que não sou eu, não se dá por projeção do meu eu sobre o outro, mas sim por analogia, com o auto-reconhecimento de que o outro é meu semelhante, parceiro e que, na vida social, age de acordo com motivos que são seus, da mesma forma que eu, em minhas ações, sou motivado a agir. A compreensão dessas ações motivadas vai expressar, essencialmente, o que há de comum na experiência da vida intersubjetiva, possibilitando o erguimento da tipificação da ação e, assim, ganhar foro de universalidade em sua análise de tipo compreensivo.

As falas das enfermeiras de um hospital de grande porte, as quais assistem a um número grande de pessoas doentes, vêem a meu encontro, àquilo que vivo e percebo em meu cotidiano de cuidar em oncologia. Há, portanto, um sentido em suas falas. Revelam perceber a pessoa gravemente doente que precisa de cuidados, mas não somente do cuidado biológico; trata-se de um ser doente que carece de carinho, atenção, paciência. Evidenciam estar cientes de que esse cuidado volta-se, necessariamente, para a pessoa na sua dimensão humana:

> [...] Às vezes a pessoa se preocupa tanto com fazer medicação, dar banho, em prestar uma assistência boa, e deixar o paciente assim, vamos dizer, "brilhando". [...] mas o paciente quer é mais de alguém, um apoio para ele, alguém que escute ele naquele momento. [...] (5)

> [...] O processo de enfermagem é um instrumento importante para nos auxiliar na assistência, ele realmente mostra como está o estado biológico do doente, dá todos os débitos, os sinais e sintomas e etc mas eu não me prendo a ele. Acho que não devemos nos prender a ele. (9)

É possível evidenciar algum esboço do abandono do enfoque funcionalista, caminhando para uma abordagem humanística. Na relação entre a pessoa do cuidador e a pessoa do doente é que se pode alcançar a abertura para o ser da pessoa, num movimento de deixar aflorar a autoridade de ambos. Autoridade, que em seu sentido original, do latim *augere*, quer dizer *crescer, tomar consciência de si*. Vejamos as falas das enfermeiras:

> [...] com o tempo ele vai aprendendo, ele vai entendendo o cuidado, ele tem mais liberdade de escolher. Então a gente tem que ter a consciência

que o nosso cuidado também depende da escolha do paciente. [...] A gente acaba deixando de ser impositiva, de ser uma pessoa que impõe... [...] (11)

[...] às vezes para ele aceitar o cuidado, tipo tem que ficar em repouso porque os níveis de plaquetas e leucócitos estão baixos, então você precisa demonstrar isso pra ele, ele tem que ter certeza de que realmente precisa ficar em repouso. [...] você tem que dar muita orientação para ele aceitar alguns tipos de cuidados que para ele não tem importância, é leigo. É conversando mesmo, acho que é a base. [...] (3)

É uma relação humana cuja ação é comprometida com a situação dos "atores" – paciente e enfermeiro – diz respeito aos seus problemas, às suas subjetividades. É nessa relação que se vai construindo um vínculo pessoal, permeado pela afetividade.

Em meu cotidiano, a demonstração dessa afetividade se revela de vários modos; quando recebo presentes (coisas de maior ou menor valor material), mas, fundamentalmente, coisas com as quais querem me presentear, demonstrando gratidão e desejando também alegrar-me. Pode até haver aí um mecanismo inerente à condição humana – o de trocar "mercadorias". Mas, a forma como o presente é dado, o seu cuidado em escolher algo *para mim*, mesmo quando se encontram em lugares distantes, durante viagens, expressa que se lembram de mim e, por isso, me trazem algo. Considero isso muito significativo, expressando que uma relação de natureza humana se instalou e permanecerá até a sua cura ou morte.

Há ainda o fato de eles perceberem quando estou triste ou preocupada. Querem também que eu lhes diga como vai meu curso, minha família. Novamente emerge aqui a condição humana do profissional e do doente, que já é pré-dada, assumida por ambos. E, como tal, haverá doentes com os quais o envolvimento será mais ou menos estreito, a comunhão será maior ou menor; assim também o sofrimento do profissional é único para cada pessoa de quem cuida. Há também o desgaste gerado pelo sofrimento por aquelas pessoas doentes com as quais não conseguimos criar um vínculo autêntico, um afeto natural. Isso traz culpa, pois é como se devêssemos ter o mesmo grau de envolvimento e solidariedade para com todos. Nesse sentido, estarmos sempre nos situando em nossa condição de humanos, pode ajudar-nos a aceitar essas situações como inerentes a ela. As enfermeiras percebem que um trabalho de tal natureza requer, necessariamente, envolvimento, formação de vínculos, estreiteza de relacionamentos. Por outro lado, em algumas de suas falas, expressam que evitam o envolvimento:

> [...] a gente tem que evitar se envolver o máximo que puder, porque a gente acaba chateada, vai para casa chateada com certos óbitos... [...] procurar não envolver isso com a família da gente, porque senão a gente vai ficar complicada, o lado emocional da gente acaba perdendo estrutura... [...] (12)

> Vai fazer cinco anos que eu trabalho aqui, é que assim, a gente se envolve, mas não ao ponto, a gente também não pode se envolver ao ponto de sair daqui e isso interferir na sua vida. (7)

É, de certa forma, contraditório e ambíguo e é natural que assim seja pois, num trabalho que se revela essencialmente voltado para o humano, a ambigüidade e a contradição estarão presentes.

O cuidado se revela para as enfermeiras como complexo por todos os motivos já expostos. Conforme relata Mast (2000), é um cuidado que requer habilidades tanto técnicas como interpessoal, espiritual, religiosa; é um desafio para a enfermeira lidar com o paciente oncológico, e também é um desafio para os educadores atraírem e manterem as enfermeiras atuando nessa área. Mast sugere que os estudantes precisam ir para a oncologia sabendo das especificidades desse cuidado. Salienta ainda que as dificuldades desse trabalho têm gerado uma escassez de enfermeiras oncológicas nos Estados Unidos, de modo geral (Mast, 2000).

Os relatos revelam ainda a necessidade de espaços para discutir sentimentos, aliviar tensões, ajudar a falar sobre as coisas difíceis que fazem parte desse mundo de trabalho. Inúmeros estudos vêm mostrando esta necessidade, recomendando estratégias para os profissionais poderem aliviar seu desgaste, seu sofrimento, tais como os de

Lunardi Filho (1995), de Shimizu e Ciampione (1999), de Lewis (1999), dentre outros. Algumas instituições têm aberto alguns destes espaços, mas ainda de forma muito incipiente. Vários autores – Kovacs (1989), Boemer (1998), Brondi (1997 e outros – vêm ressaltando a importância de que os cursos de graduação na área da saúde devem preparar os futuros profissionais para lidar com questões interligadas à vida e à morte.

Nesse sentido, a Bioética veio dar sua contribuição. Já existe no Brasil vários Cursos de Medicina e de Enfermagem que introduziram a disciplina de Bioética nos primeiros anos da graduação, com a intenção que o graduando dirija seu olhar para o humano em suas situações-limite, vivenciando momentos difíceis de sua existência. Esses conhecimentos, muito embora já fizessem parte, de certa forma, da Ética, puderam dar nova dimensão aos profissionais de saúde sob a ótica da Bioética.

Mas ainda é muito pouco. A reflexão sobre as grandes questões humanas que a Bioética se propõe a provocar fica restrita a uma disciplina ou a alguns professores e não permeia todo o curso. Muito há por fazer nesse sentido, ainda que a sua abordagem já represente um avanço.

O estudo de Brondi (1997) vem mostrar que é possível educar o aluno do curso de Auxiliar de Enfermagem para lidar com situações nas quais a morte está presente em todas as suas diversidades possíveis. Essa educação proposta pela autora tem a conotação de "conduzir os educandos para novas regiões de seu pensar a morte" e fundamenta-se no referencial heideggeriano de Educação[1]. Os dados de seu estudo permitem ver que o educando precisa ser tocado em sua dimensão existencial e o tema da morte permite e facilita esse acesso. A autora difunde a idéia de que, ao ser consciente de sua condição humana, o futuro cuidador terá melhores possibilidades de achegar-se a outro humano, o qual necessita ser cuidado; as condi-

---

1 Critelli, D.M. Para recuperar a educação. In: Heidegger, M. – *Todos nós ninguém*: um enfoque fenomenológico do social. Trad. Dulce Mara Critelli. Ed. Moraes, 1981, 72p.

ções básicas para a troca estarão colocadas. Entretanto, é um tema que nunca poderá ser intelectualizado, pois as emoções, a ambigüidade, a afetividade estarão sempre presentes, a cada momento de nosso existir.

Em todo o meu processo de crescimento acadêmico pude realizar muitas leituras e discuti-las, assistir a filmes cuja temática permitia, de alguma forma, o emergir de pessoas nas diferentes situações existenciais que a vida nos coloca, possibilitando-me o exercício contínuo da reflexão, do desenvolvimento da sensibilidade. Todas essas estratégias, com certeza, contribuíram para aguçar o meu olhar humano. Exercendo a enfermagem, tenho a convicção de que tenho conseguido construir uma relação de compromisso e autenticidade com os pacientes dos quais venho cuidando.

À minha volta posso ver o envolvimento com o paciente oncológico por parte de outros profissionais – médicos, técnicos de enfermagem, auxiliares de enfermagem – e também ouvir deles relatos que evidenciam sofrimentos de maior ou menor grau e de como a busca de alívio para esse sofrimento é individual. A maioria dos funcionários de nível médio trabalha em dois lugares e, por serem especializados, trabalham em dois centros de oncologia, dada a carência desse tipo de funcionário. Não há na instituição medidas oficiais para resguardar o bem-estar físico e psíquico do funcionário. Na medida do possível, quando cabe a mim, como enfermeira responsável de departamento, os favoreço em termos de escalas, os compreendo como pessoas que sofrem, que acordam cedo, que dormem tarde, que trabalham finais de semanas e feriados, que têm um salário mensal, mas que não desfrutam maior privilégio trabalhista por trabalharem na oncologia. Tento privilegiar o humano trabalhador, muito embora saiba que é uma atitude desvinculada diante do caráter funcionalista das instituições e, portando, sem condições de resolução dos problemas de desgaste do profissional.

Este estudo não se propôs investigar a *Burnout* segundo seus sinais e sintomas que o caracterizam. Minha intenção foi andar ao redor desse desgaste, perscrutando-o, não sob a ótica de desgaste como síndrome já discutida, mas por meio da análise das falas de enfermeiras que vêem, percebem, vivenciam um desgaste pessoal, existencial, no seu cotidiano de cuidar.

Pude mostrar que as ações de enfermagem direcionam-se ao atendimento das necessidades manifestadas pelos pacientes, revelando, desse modo, haver uma confluência de motivos dos que cuidam e dos que são cuidados. Para Shütz, a reciprocidade dos motivos se dá num ambiente de comunicação comum, elíptico: uma situação e duas perspectivas subjetivas. Cada uma das pessoas envolvidas, contudo, lida com essa característica da situação que, se ela estivesse no lugar da outra, vivenciaria a situação comum da perspectiva da outra, e vice-versa. Constitui-se, pelo menos temporariamente, num "relacionamento do nós" (Wagner, 1979, p.34,35).

A fenomenologia permitiu tematizar, pôr em evidência, o contexto da enfermagem oncológica, vislumbrando, neste contexto, os sujeitos cuidadores como seres que vivem intersubjetivamente esta realidade[2].

A fenomenologia social de Schütz mostrou a possibilidade de compreensão da ação social a partir dos motivos existenciais das pessoas envolvidas. Segundo ele, o conhecimento do mundo da vida cotidiana se refere ao significado subjetivo que uma ação tem para o ator. As Ciências Sociais, diz Schütz, não podem deixar de incluir esse significado subjetivo em seus constructos de segundo nível, sendo esses objetivos típicos, idealizados, "sistemas teóricos contendo hipóteses gerais verificáveis". Mas, insiste este autor, estas idealizações das Ciências Sociais não podem deixar de lado que eles se reportam às "manifestações humanas, dos fins humanos, do planejamento humano, em suma, das categorias da ação humana" (Capalbo, 2000, p.294).

---

2 Para Schütz, "realidade social" é a soma total de objetos e fatos dentro do mundo sociocultural, tal como os experimenta o pensamento do sentido comum dos homens que vivem sua existência cotidiana entre seus semelhantes e com os quais vinculam múltiplas relações de interação; é o mundo dos objetos culturais e instituições sociais em que nascemos, movemo-nos e com que devemos nos entender (Schütz, 1947a, pp.74-75).

Segundo esta abordagem teórico-metodológica, as enfermeiras puderam expressar seus motivos no ato de cuidar de pacientes oncológicos, direcionando-os para a perspectiva de mundo da pessoa doente. Revelaram, nessa atitude, que o exercício da enfermagem pode revestir-se da possibilidade de encontro intencional entre o cuidador e o cuidado, exercendo influências e sendo influenciados.

A atenção para a pessoa do cuidador necessita ser modificada, assistida, assessorada, criando-se espaços de várias naturezas para que essas pessoas possam discutir questões relevantes inerentes ao seu cotidiano de trabalho.

REFERÊNCIAS BIBLIOGRÁFICAS

ANDRÉ, M.E.D.A. de. "Texto, contexto e significados: algumas questões na análise de dados qualitativos". *Caderno de Pesquisa*, São Paulo, v.45, p.66-71, maio. 1983.

ANTUNES, A.V.; SANT'ANNA, L.R. "Satisfação e motivação no trabalho do enfermeiro". *Revista Brasileira Enfermagem*, v.49, nº 3, p.425-434, jul./set. 1996.

BARBIEIRI, A.;POPIM, R.C. "A morte no contexto da enfermagem obstétrica: uma perspectiva do cuidar". *Revista Gaúcha Enfermagem*, v.13, nº 2, p.11-66, jul. 1992.

BIANCHI, E.R.F. *Estresse em enfermagem: análise da atuação do enfermeiro de centro cirúrgico.* São Paulo, 1990. Tese (Doutorado) – Escola de Enfermagem, Universidade de São Paulo.

BIANCHI, E.R.F. "O conceito de stress entre enfermeiros". In: *Congresso Brasileiro de Enfermagem*, 48º. Anais. São Paulo, 1996.

BOEMER, M.R. *A morte e o morrer.* 3. ed, Ribeirão Preto, Holos, 1998.

BOEMER, M.R.; SAMPAIO, M.A. "O exercício da enfermagem em sua dimensão bioética". *Revista Latino-Americana de Enfermagem*, v.5, nº 2, p.33-38, 1997.

BOEMER, M. R. *et al.* "Introduzindo a dimensão existencial do homem na disciplina de fundamentos de enfermagem". *Revista Gaúcha Enfermagem*, v.13, nº 2, p.11-16, jul. 1992.

128 REGINA CÉLIA POPIM – MAGALI ROSEIRA BOEMER

BRASIL – Conselho Nacional de Saúde. "Diretrizes e normas regulamentadoras de pesquisas em seres humanos". Resolução nº 196 de 10 de outubro de 1996. In: *O Mundo da Saúde*. Ano 21, nº 21; jan/ fev., 1997.

BRONDI, M. L. *O tema da morte enquanto a possibilidade de acesso à dimensão existencial do educando.* Ribeirão Preto, 1997. Dissertação (Mestrado) – Escola de Enfermagem Ribeirão Preto, Universidade de São Paulo.

CAPALBO, C. *Fenomenologia e ciências humanas.* 3. ed. Londrina, UEL. 1996.

CAPALBO, C. *Metodologia das Ciências Sociais: a fenomenologia de Alfred Schütz.* 2.ed. Londrina, UEL, 1998.

CAPALBO, C. "Apresentação". In: PINTO DE JESUS. *Educação sexual: o cotidiano de pais e adolescentes.* Juiz de Fora, Edições FEME, 1999.

CAPALBO, C. "A subjetividade em Alfred Schütz". In: *Veritas*, v. 45, nº 2, p.289-298, jun. 2000.

CARAPINEIRO, G. "Nas margens do poder médico: as possibilidades estratégicas". In: CARAPINEIRO et al. *Saberes e poderes no hospital: uma sociologia dos serviços hospitalares.* Lisboa, Edições Afrontamento, 1993.

CARVALHO, A. de S. *Metodologia da entrevista: uma abordagem fenomenológica.* 2. ed. Rio de Janeiro, Agir, 1991.

CASTELO BRANCO, A. L. *Encontro interativo: assistência de enfermagem psiquiátrica – privilegiando a relação social.* Rio de Janeiro, 1999. Tese (Doutorado) – Escola de Enfermagem Anna Nery, Universidade Federal do Rio de Janeiro.

CHAVES, E. C. *Stress e trabalho do enfermeiro: a influência de características individuais no ajustamento e tolerância ao turno-noturno.* São Paulo, 1994. Tese (Doutorado) – Instituto de Psicologia, Universidade de São Paulo.

COHEN, M.Z. et. al. *Rewards and difficulties of oncology nursing. Oncol. Nurs. Forum,* v. 21, p.9-17, 1994.

CORREA, A. C. *Do treinamento do enfermeiro à possibilidade da educação em terapia intensiva: em busca do sentido humano.* Ribeirão

Preto, 2000. Tese (Doutorado) – Escola de Enfermagem de Ribeirão Preto, Universidade de São Paulo.

CRITELLI, D. M. "Epílogo". In: HEIDEGGER, M. *Todos nós ninguém: um enfoque fenomenológico do social.* Tradução de Dulce Mara Critelli e Solon Spanoudis. São Paulo, Editora Morais, 1981.

DEJOURS, C. *A loucura do trabalho: estudo de psicopatologia do trabalho.* 5. ed. São Paulo, Cortez/Aboré, 1998.

EDELWICH, J.; BRODSKY, A. *Stages of desillusionment in the helping professions.* New York, Human Sciences Press, 1980.

FERREIRA, N.M.L.A. "A difícil convivência com o câncer: um estudo das emoções na enfermagem oncológica". *Revista Escola de Enfermagem.* USP, v.30, nº 2, p.229-253, ago. 1996.

FRANÇA, H. H. "A síndrome de Burnout / The Burnout syndrome". *Revista Brasileira Medicina* v.44, n.8, pp.197-199, ago. 1987.

FUSTINONI, S. M. *As necessidades de cuidado da parturiente: uma perspectiva compreensiva da ação social.* São Paulo, 2000. Tese (Doutorado) – Escola de Enfermagem, Universidade de São Paulo.

HUSSERL, E. *A filosofia como ciência do rigor.* Trad. Q. Laues, 2. ed. Coimbra, Atlândida, 1965.

HUSSERL, E. *Idéias relativas a una fenomenología pura y una filosofia fenomenologica.* Trad. José Gaos. 3. ed. México, Fondo de Cultura Econômica, 1986.

KASTENBAUM, R.; AISENBERG, R. *Psicologia da morte.* Trad. Adelaide Petters Lessa. São Paulo, Pioneira – Edusp, 1983.

KOSAKO, F. "Quality of studies in nursing science. *Kango Kenkyu".* v.25, nº 3, p.234-48, may.-jun. 1992.

KOVACS, M. J. *A questão da morte e a formação do psicólogo.* São Paulo, 1989. Tese (Doutorado) – Instituto de Psicologia, Universidade de São Paulo.

LAURELL, A.C.; NORIEGA, M. *Processo de produção e saúde: trabalho e desgaste operário.* Trad. Cohen, A. *et.al.* São Paulo, Hucitec, 1989.

LAUTERT, L. *O desgaste profissional do enfermeiro.* Salamanca, 1995. Tese (Doutorado em psicologia) – Universidade Pontifícia de Salamanca.

LEININGER, M. "Caring: a central concern of nursing services and health care". *Nurs. Health. Care*, v.1, n⁰ 3, p.135-143, oct.1980.

LEININGER, M. "Care the essence of nursing and health". In: LEININGER, M *et al. Care the essence of nursing and healther*. Thorofare, 1984, cap.1, p.3-15.

LEWIS, A.E. "Reducing Burnout: development of an oncology staff bereavement program". *Oncol. Nurs. Forum*, v.26, n⁰ 6, p.1065-1069, 1999.

LUNARDI FILHO, W. D. *Prazer e sofrimento no trabalho: contribuições à organização do processo de trabalho da enfermagem*. Porto Alegre, 1995. Dissertação (Mestrado) – Faculdade de Ciências Econômicas, Universidade Federal do Rio Grande do Sul.

MARQUIS, S. Death of nursed: burnout of the provider. *Omega*, v.27, n⁰ 1, p.17-33, 1988.

MARTINS, J. *Um enfoque fenomenológico do currículo: educação como poiésis*. São Paulo, Cortez, 1992.

MARTINS, J.; BICUDO, M.A.V. *A pesquisa qualitativa em psicologia: fundamentos e recursos básicos*. São Paulo, EDUC/Moraes, 1989.

MASLACH, C. *Burnout: the lost of caring*. Englewood Cliffs, Prentice Hall, 1982.

MAST, M. "Are we preparing student nurses for oncology practice?" *ONS News*, v. 15, n⁰ 9, sept. 2000.

PAPADATOU, D.; ANAGNOSTOPOULOS, F.; MONOS, D. "Factors contri-buting to the development of burnout in oncology nursing". *Br. J. Med. Phychol.*, v.67 (Pt 2) p.187-199, jun. 1994.

PARGA NINA, L. (Coord) *Estudo das informações não estruturadas do ENDEF e de sua interpretação com os dados quantificados*. Rio de Janeiro, IBGE, 1976. Pt.1. 2v.

PINTO de JEJUS, M.C. *Educação sexual: o cotidiano de pais e adolescentes*. Juiz de Fora, Ed. FEME, 1999.

PITTA, A. *Hospital: dor e morte como ofício*. São Paulo, Hucitec, 1990.

POPIM, R.C.; BARBIERI, A. "O significado da morte perinatal – depoimento de mães". *Revista Gaúcha Enfermagem*, v.11, n⁰ 1, p.33-4, jan. 1990.

POPIM, R.C.; BOEMER, R.M. "O que é isto, o tratamento quimioterápico? Uma investigação fenomenológica". *Revista Ciencia y Enfermaria*. Concepción. Chile. v.1, n⁰ 1, p.66-76, 1999.

RABINOWITZ, S. *et. al.* "Preventing Burnout: increasing professional self efficacy in primary care nurses in a Balint groy". *Am. Assoc. Occup. Health Nurses*, v.44, nº 1, p.28-32, jan. 1996.

RADÜNZ, V. *Cuidando e se cuidando: fortalecendo o Self do cliente oncológico e o Self da enfermeira.* Goiânia, AB – Editora, 1998.

RODRIGUES, B. M. R. D. *O cuidar de crianças em creche comunitária: contribuição da sociologia fenomenológica de Alfred Schütz.* Londrina, UEL, 1998.

SALGADO, Z. *O Significado do teste anti-HIV para o cliente: uma perspectiva de compreensão.* Rio de Janeiro, 1993. Dissertação (Mestrado) – Escola de Enfermagem Alfredo Pinto, Universidade do Rio de Janeiro.

SANTOS, L.C.G. dos. *Necessidades de familiares da pessoa internada em unidade de terapia intensiva: uma perspectiva compreensiva para a humanização do cuidar.* Rio de Janeiro. 1998. Tese (Doutorado) Escola de Enfermagem Anna Nery. Universidade Federal do Rio de Janeiro.

SANTOS, M.L. dos. "O trabalho dos anjos de branco: um estudo em Hospital Geral Público". *Saúde em Debate*, v. 51 p. 69-74. junho, 1996.

SCHNEIDER, C. A. R. "História da Fundação Antônio Prudente". *Acta Oncol. Bras.* v. 9, p.7-11, 1989.

SCHÜTZ, A. *El problema de la realidad social.* Trad. Néstor Miguez. Buenos Aires, Amorrortu Editores, 1974a.

SCHÜTZ, A. *Estudios sobre teoría social.* Trad. Néstor Miguez. Buenos Aires, Amorrortu Editores, 1974b.

SCHÜTZ, A. *Fenomenologia del mundo social: introducción a la sociología compreensiva.* Trad. Eduardo J. Prietro. Buenos Aires, Editorial Paidós, 1972.

SHIMIZU, H.E.; CIAMPIONE, M.H.T. "Sofrimento e prazer no trabalho vivenciado pelas enfermeiras que trabalham em Unidade de Terapia Intensiva em um Hospital Escola". *Revista Escola de Enfermagem.* USP, v.33, nº 1, p. 95-106, mar. 1999.

SILVA, V.E.F. da. *O desgaste do trabalhador de enfermagem: relação trabalho de enfermagem e saúde do trabalhador.* São Paulo, 1996. Tese (Doutorado) – Escola de Enfermagem, Universidade de São Paulo.

TOCANTINS, F.R. O agir do enfermeiro em uma Unidade Básica de Saúde: análise compreensiva das necessidades e demandas. Rio de Janeiro. *Revista Enf. Esc. de Enfermagem Anna Nery*, v.1, p.143-59, jul. 1997.

WAGNER, H. *Fenomenologia e relações sociais: textos escolhidos de Alfred Schütz*. Rio de Janeiro, Zahar, 1979.

ZIEGLER, J. *Os vivos e a morte: uma sociologia da morte no ocidente e na diáspora africana no Brasil e seus mecanismos culturais*. Rio de Janeiro, Zahar Ed, 1977.

SOBRE O LIVRO

Formato: 14 x 21 cm
Mancha: 23,7 x 42,5 paicas
Tipologia: Horley Old Style 10,5/14
Papel: Offset 75 g/m^2 (miolo)
Cartão Supremo 250 g/m^2 (capa)
1ª edição: 2006

EQUIPE DE REALIZAÇÃO

Coordenação Geral
Marcos Keith Takahashi

Impressão e acabamento

psi7
psi7.com.br

book7
book7.com.br